Huiles essentielles

Précautions d'emploi

Livre de formation 1

Diane Boyer

Catalogage avant publication de Bibliothèque et Archives Canada

Boyer, Diane

Huiles essentielles - Précautions d'emploi - livre formation 1

(Formation huiles essentielles)

ISBN : 9781081200497

LES ÉDITIONS DB

Tél. (438) 799-0252

© 2019, Publication Web & Diane Boyer

Éditrice : Diane Boyer

NE JETEZ JAMAIS UN LIVRE PAPIER

La vie d'un livre papier commence à partir du moment où un arbre prend racine. Si vous ne désirez plus conserver ce livre papier, donnez-le. Il pourra ainsi prendre racine chez un autre lecteur.

TABLE DES MATIÈRES

MOT DE L'AUTEUR

Prenez soin de vous avec les huiles essentielles

Préservez votre santé et soignez les petits maux du quotidien avec les huiles essentielles.

Vous aimeriez prendre soin de vous au naturel ? Vous ne savez pas comment utiliser les huiles essentielles.

Menthe poivrée, Tea tree, Ravinstara, Eucalyptus radié, Lavande fine, apprenez à utiliser les huiles essentielles au quotidien pour votre santé, votre beauté et votre bien-être, en toute sécurité.

Diffusion, massage, inhalation, cosmétique ou encore cuisine : découvrez comment profiter des vertus de chaque huile essentielle et trouvez la meilleure huile essentielle bio pour répondre à votre problématique.

Lutter contre le stress, faciliter le sommeil, retrouver une peau nette, favoriser la confiance en soi, soigner les petits maux de saison ou accompagner des traitements médicaux plus lourds : il existe une huile essentielle adaptée à chaque problématique et à chaque situation de la vie.

Je vous souhaite une merveilleuse découverte du monde des huiles essentielles et de leurs fabuleux bienfaits !

Diane

INTRODUCTION

Comment vous sentir à l'aise pour préparer votre mélange d'huiles essentielles et l'utiliser sans peur... pour vous soigner au quotidien, naturellement?

Découvrez comment tirer parti du meilleur des huiles essentielles pour vous soigner au quotidien facilement, efficacement et en toute sécurité.

Vous avez toujours un doute sur le dosage d'huiles essentielles à appliquer dans votre formulation ?

Vous êtes indécis sur le choix des huiles essentielles pour réaliser le bon mélange ?

Vous avez des inquiétudes quant aux précautions d'emploi et par le manque d'information ?

Si oui, lisez la suite...

Parce que la méthode que je vais vous présenter dans ce livre est pour moi indispensable à savoir pour une bonne utilisation des huiles essentielles.

Indispensable, car elle regroupe tout ce qu'il serait bon de connaître avant d'utiliser les huiles essentielles... et être sûr de ne pas faire de bêtises.

Indispensable, par la vitesse à laquelle elle vous permet de dépasser vos doutes. Et, parce que vous allez devenir un réel utilisateur d'huiles essentielles qui sait comment obtenir la meilleure efficacité d'utilisation.

Indispensable, parce que bien utilisé, les huiles essentielles sont de véritables petites bombes de bienfaits.

Indispensable aussi (et peut-être surtout), pour finalement utiliser moins de médicaments pour soigner un bobo, vivre plus sainement, être en meilleure santé et tout ça naturellement !

Le souci avec les huiles essentielles, c'est qu'elles sont puissantes.

Du coup, il y a plein de précautions, contre-indications, on parle même de toxicité :

neurotoxique, nephrotoxique, dermocaustique et pleins d'autres. Ça fait peur, vous ne trouvez pas ?

Donc, il faut bien connaître les huiles essentielles, savoir les méthodes pour préparer vos mélanges correctement...

Et là, c'est justement ce qui vous bloque pour profiter pleinement de leurs bienfaits pour soigner vos bobos du quotidien.

Imaginons, aujourd'hui, vous avez un petit bobo et qui arrive toujours quand ce n'est pas le bon moment, c'est bien connu!.

Vous avez décidé de vous soigner le plus rapidement possible grâce aux bienfaits thérapeutiques des huiles essentielles.

On en parle partout comme la solution pour prendre soin de sa santé au naturel... mais surtout comment les utiliser au quotidien?

Ce guide regroupe les maladies de A à Z ainsi que les huiles essentielles a utilisé, ici vous allez trouvé tout ce dont vous avez besoin, les indications thérapeutiques de ces extraits aromatiques de plantes, leurs modes d'utilisation (respiratoire, cutanée, interne) ou leur origine, comment les utilisés, combien de gouttes dans vos synergies, et la durée de la consommation d'un traitement. Ce livre vous propose un accès complet vers ce savoir ancestral.

Ce guide vous aidera également à mieux appréhender les propriétés médicales et les bienfaits de l'aromathérapie.

Pour tout savoir sur les huiles essentielles individuelles, je vous invite à lire mon livre « **Liste des huiles essentielles de A à Z** ».

Vous aussi, vous pouvez réaliser LA préparation d'huiles essentielles pour vous soigner.

Une préparation efficace, facile à réaliser et qui contient les indications complètes pour mener à bien votre préparation. Et tout ça, je vous le montre, pas à pas.

Ce que vous y gagnez?

Fini les doutes, les hésitations. Plutôt cool, vous ne trouvez pas ?

Vous oserez vous servir des huiles essentielles, ce qui vous permettra de diminuer les médicaments, pour vous soigner, dans le cadre de votre bien-être.

Obtenir des résultats encore plus rapidement qu'avec la médecine classique.

Vous allez acquérir une grande confiance dans l'utilisation des huiles essentielles.

Tout vous paraitra plus simple. Les idées rangées dans votre tête. Comme ça, vous pourrez prendre les bonnes décisions quand vous voulez utiliser les huiles essentielles.

Vous pouvez devenir de très bons utilisateurs d'huiles essentielles. Votre confort de vie sera alors amélioré et vous vous simplifierez vraiment la vie au quotidien.

Ce que je peux vous dire : vivez mieux tout simplement !

LA FORMATION

Ce livre fait partie d'une série qui se veut *une formation complète sur les huiles essentielles*.

Vous pouvez avoir accès à la formation interactive sur internet (vidéo, webinaire, structure d'étudiant cahier exercice, examen, groupe privé, accès a votre formateur)

https://www.academiemieuxetre.com

Ce livre vous propose de découvrir l'utilisation des huiles essentielles de façon sécuritaire et avec les précautions d'usage nécessaires à la bonne pratique de l'aromathérapie.

La formation offre **10 livres**, section :

1. Précautions d'emploi
2. La biochimie des huiles essentielles
3. Le guide des huiles essentielles
4. Le guide des huiles végétales en aromathérapie
5. Quels hydrolats utiliser en cosmétique et en aromathérapie
6. Soignez les petits maux du quotidien avec les huiles essentielles
7. Les huiles essentielles pour maman, bébés et enfants
8. Le petit guide de la GEMMOTHÉRAPIE
9. Cosmétique naturel
10. Les huiles essentielles au quotidien

BONUS

1 - Structure de vos activités conseiller en aromathérapie sur le web (prise de rendez-vous, création de votre communauté, page professionnel)

2 - **20 % de réductions** avec code unique sur la boutique Essence naturelle (https://www.essencenaturel.com/)

MODULE 1
LES PRÉCAUTIONS D'UTILISATION
DES HUILES ESSENTIELLES

Un peu d'histoire sur l' aromathérapie?

Les premières traces de l'utilisation des plantes datent de 40 000 ans av. J.-C., les aborigènes australiens utilisaient les plantes aromatiques pour traiter les infections par fumigation ou cataplasmes.

Ainsi ils utilisaient les feuilles de Melaleuca alternifolia (Tea Tree) pour leurs propriétés antimicrobiennes. L'Égypte ancienne à partir de 4500 ans av. J.-C.., nous apporte des descriptions détaillées, sur papyrus, des plantes étaient utilisées en médecine, en parfumerie et pour l'embaumement des défunts.

C'est Avicenne, médecin et philosophe du Ier siècle qui produit la première huile essentielle pure, celle de roses. Pour cela il met au point l'alambic. La distillation par la vapeur d'eau permet l'extraction d'huiles essentielles pures de très nombreuses plantes.

Avicenne écrit de nombreux ouvrages médicaux dans lesquels il fait une place importante aux huiles essentielles. Le véritable « père » de l'aromathérapie est René-Maurice Gattefossé, chimiste et parfumeur qui, en 1910, se brûle la main lors d'une explosion dans son laboratoire.

Il plonge alors sa main dans un récipient rempli d'huile essentielle de lavande vraie.

L'apaisement est immédiat et la cicatrisation rapide. Il cherche alors à se consacrer à l'étude des propriétés antibactériennes des huiles essentielles.

En 1928, il créer le mot « **Aromathérapie** », qui vient du latin « aroma » qui signifie arôme ou odeur et « therapeia » qui signifie cure ou soin.

L'aromathérapie est l'utilisation médicale des extraits aromatiques de plantes. Gattefossé publie en 1931 un premier ouvrage intitulé Aromathérapie.

En 1964 le docteur Valnet, médecin militaire fait découvrir les propriétés anti-infectieuses des huiles essentielles. Il démontre ainsi l'efficacité de celles-ci sur les blessés de guerre lors de la guerre d'Indochine et relance ainsi leur usage médical qui avait était abandonné au prix de l'utilisation de molécules chimiques de synthèse. Il publie ensuite des ouvrages de vulgarisation qui font connaître l'efficacité des huiles essentielles au grand public.

Lapraz, C. Duraffourd, d'Hervincourt et Belaiche, tous quatre médecins, affinent la thérapeutique aromatique et rédigent des documents qui posent cette médecine naturelle de pointe.

En 1975, c'est Pierre Franchomme, biochimiste français, qui fondera le premier laboratoire spécialisé en huiles essentielles. Il met en évidence l'importance du chémotype (ou race chimique de l'espèce) associé à la dénomination scientifique latine qui permet une identification précise.

Son but sera de diminuer les problèmes thérapeutiques et toxiques et les effets secondaires de l'utilisation des huiles essentielles.

À la fin du XXe siècle, l'aromathérapie bénéficie de l'avancée des méthodes d'analyses, en particulier la chromatographie.

La distinction précise des composés aromatiques permet à la médecine de mieux appréhender leurs mécanismes d'action, et d'affiner leur prescription.

Dominique Baudoux décide de se spécialiser dans l'enseignement et la publication de livres destinés à tous sur l'aromathérapie.

Dans les années 1990, il ouvre même la première école d'aromathérapie. Son rôle est de développer des techniques et des moyens d'information afin de protéger le consommateur et de le rendre responsable face à l'utilisation des huiles essentielles.

Aujourd'hui, l'aromathérapie est répandue dans le monde entier et les connaissances quant à leur utilisation sont précises. De nombreux laboratoires travaillent sur la recherche de l'aromathérapie certifiée bio.

Cette discipline, que certains définissent comme un art, ne se limite pas à une question de parfums. Elle se fonde plutôt sur des *principes holistiques*, tout comme l'homéopathie, la naturopathie et la phytothérapie.

L'aromathérapeute cherche les liens susceptibles d'exister entre les différents troubles et tentes de remontée à la cause du symptôme.

Il lui faut pour cela connaître le profil de l'individu à traiter, car chaque personne réagit de manière différente face à une même thérapie.

Grâce à ses atouts, l'aromathérapie s'inscrit dans le domaine des thérapies holistiques, car les huiles essentielles sont en mesure d'influencer notre état à différents niveaux: sur les plans physique, psychique et même parfois spirituel.

En ce qui concerne l'adjectif « **essentielles** », qui qualifie ces huiles, il nous vient de **Paracelse**, un chimiste et médecin suisse du XVIe siècle qui ne voulait extraire de la plante que la partie active. Il voyait dans l'huile essentielle la composante la plus élevée d'une plante, composante apte, selon lui, à entrer en contact et à « **communiquer** » avec la partie la plus noble de l'être humain.

L'aromathérapie utilise aujourd'hui quelques centaines de plantes, toutes sélectionnées grâce à leurs vertus thérapeutiques (mais la nature garde encore beaucoup de secrets abrités dans les milliers de plantes peu ou pas connus de la science actuelle). Elle se base sur l'utilisation de la composante la plus subtile de la plante, le parfum, qui, une fois diffusé et véhiculé par l'air, entre en contact avec tous les êtres se trouvant à proximité.

La différence entre aromathérapie et phytothérapie tient au fait que la première utilise les huiles essentielles extraites des plantes tandis que la seconde prend en considération les végétaux dans leur ensemble.

Il a été prouvé qu'il y a cinq mille ans les hommes se servaient déjà d'huiles aromatiques, d'onguents et de baumes parfumés pour la santé de leur corps, mais aussi pour prendre soin de leur âme.

En effet, selon plusieurs croyances, *les arômes* avaient la propriété de mettre le monde des humains en contact avec l'au-delà. On croyait que les divinités pouvaient manifester leur présence grâce aux parfums que les hommes mettaient sur les statues des dieux vénérés. Les parfums étaient donc des éléments sacrés.

Ils étaient utilisés pour les vivants, mais aussi pour les défunts, car on pensait qu'ils étaient une sorte de passeport pour entrer dans un autre monde. En effet, seuls les esprits qui avaient une odeur parfaite et agréable pouvaient être accueillis dans l'au-delà.

Dans l'Égypte ancienne

Les Égyptiens de l'Antiquité connaissaient parfaitement l'aromathérapie, les fleurs et les plantes aromatiques, et avaient profondément développé leurs études sur le *système olfactif* de l'être humain (selon certains spécialistes, le cobra présent sur la coiffe des pharaons symbolisait le sens olfactif et la capacité de jugement).

Ils considéraient les essences comme des substances divines, et ils s'en servaient beaucoup dans la vie quotidienne.

Les plantes, les herbes et les huiles étaient utilisées pour leurs propriétés antiseptiques, antivirales et antibactériennes. On les employait aussi pour conserver le plus longtemps possible les aliments et pour la momification.

Sur un plan plus spirituel, les préparations à base d'huiles essentielles étaient utilisées par les prêtres dans les cérémonies religieuses pour permettre une élévation de la conscience, pour améliorer la pratique de la méditation ou pour atteindre un état de transe qui permettait d'ouvrir les portes d'un autre monde.

En Inde

En Inde, les huiles essentielles étaient déjà employées mille six cents ans avant Jésus Christ, comme en témoignent les Veda, livres sacrés de l'hindouisme.

Leur utilisation reste un des piliers de la médecine ayurvédique moderne. Les hindous connaissaient très bien les propriétés médicinales des plantes. Ils extrayaient les huiles essentielles à l'aide d'appareils de distillation rudimentaires et s'en servaient pour les soins en médecine et pour le bien-être du corps.

Tout comme les Chinois, les Indiens associaient des huiles essentielles à la pratique du massage, qu'ils avaient largement développée et qu'ils exercent encore.

En Chine

En Chine, le plus ancien traité médical connu contient un descriptif d'environ deux mille plantes; il est daté de plus de deux mille cinq cents ans avant Jésus-Christ. Les Chinois, grands connaisseurs des épices, avaient classé les huiles essentielles selon le type d'humeur qu'elles inspiraient à l'être humain (solitaire, noble, tranquille...).

Ils avaient classifié leurs remèdes selon la division de l'univers en principe féminin, yin, et en principe masculin, yang. De façon générale, les Chinois ont toujours fait usage des huiles essentielles, surtout pour rééquilibrer ces deux éléments à l'intérieur des individus.

Dans la Grèce antique

Les Grecs de l'Antiquité ont été parmi les premiers à traiter les maladies d'ordre psychologique, entre autres avec des plantes aromatiques. Ils avaient constaté les effets calmants, relaxants, antidépresseurs, stimulants et toniques de certaines herbes et de leurs essences.

Parmi les noms qui ont fait l'histoire, **Hippocrate**, le père de la médecine, doit être cité. Il recommandait de faire quotidiennement des bains et des massages aromatiques pour vivre longtemps et conserver une bonne santé. Il considérait nécessaire l'harmonie entre le corps, l'esprit et l'âme. Il utilisait les herbes et l'essence pour soigner l'ensemble des parties qui composent l'être humain, car il était persuadé qu'il fallait traiter en même temps les symptômes et leurs causes.

C'est encore un Grec, **Pedanios Dioscoride**, médecin dans l'armée de Néron, qui écrivit une encyclopédie médicale, connue sous son nom latin de materia medica.

Elle contient un chapitre entier sur les huiles essentielles.

Sous l'Empire romain

Les Romains ont poursuivi l'œuvre des Grecs et approfondi leur connaissance des plantes et des huiles essentielles. Ils mirent en pratique les bienfaits de ces dernières en développant leur utilisation dans les bains et plus généralement, en les associant à l'usage de l'eau chaude. Ils étaient de très grands amateurs d'essences parfumées, qu'ils utilisaient aussi sous forme d'huiles essentielles, comme en témoignent dans leurs écrits plusieurs auteurs, dont Pline et **Galenus**.

En Asie centrale

C'est avec **Avicenne**, grand médecin et philosophe né dans l'actuel Ouzbékistan et considéré comme l'Aristote des Arabes, qu'on arrive à la distillation des huiles essentielles. En effet, il mit au point la procédure en distillant de l'huile de rose.

Avicenne écrivit plus de deux cents livres, et son ouvrage le plus important est Canon de la médecine, qui réunit en cinq volumes toute la connaissance médicale du monde civilisé à partir des savoirs grecs, perse, arabe, Indiens et chinois. Ce texte fut traduit en plusieurs langues et resta un ouvrage de référence pendant cinq cents ans. Le système thérapeutique d'Avicenne se basait sur le régime alimentaire, la manipulation de la colonne vertébrale, l'analyse des urines et du pouls et, bien évidemment, sur une vaste pharmacologie qui recensait plus de huit cents plantes.

En Europe, au XIIIe siècle

Les principes de la distillation et d'autres techniques d'extraction arrivèrent en Europe par le biais des croisades et des invasions musulmanes. La première description de la distillation des huiles essentielles fut effectuée par un médecin catalan au XIIIe siècle, **Arnold Villanova de Bachuone**, mais c'est au XVIe siècle seulement que la production des huiles essentielles devint importante.

À la Renaissance

La technique de la distillation permit la production de l'alcool pour confectionner des parfums non onctueux. c'est ainsi que commença véritablement l'ère des parfums, des eaux de Cologne, des poudres et des pommades utilisés par tous les nobles d'Europe (**Catherine de Médicis**, par exemple, était connue pour porter des gants parfumés).

À partir du XVIe siècle

En Italie. L'industrie du savon, héritière de la culture des bains romains, fut l'une des premières à utiliser les huiles essentielles dans ses processus de fabrication.

Celles-ci furent commercialisées dès le XVIe siècle. Au XIXe siècle, Paris devint la capitale du parfum.

Depuis la fin du XIXe siècle

Entre la fin du XIXe siècle et le début du XXe, plusieurs recherches scientifiques mirent en lumière les propriétés antiseptiques et antibactériennes des huiles essentielles.

En 1928, 1er terme « **aromathérapie** » apparut pour désigner l'art de soigner par les substances aromatiques.

On doit cette appellation à **René Gattefossé** un chimiste français qui travaillait dans le domaine des cosmétiques. Il découvrit qu'un certain nombre d'huiles essentielles avaient des vertus analgésiques et antiseptiques qui dépassaient celles des produits chimiques jusqu'alors employés.

Après s'être brûlé la main par accident dans son laboratoire. Il la plongea dans de l'essence de lavande et guérit très rapidement, sans infection ni cicatrice.

Un autre Français, **Albert Couvreur** (1887-1955) pharmacien belge, contribua à faire mieux connaître les huiles essentielles grâce à son livre sur les propriétés médicinales, tout comme l'Australien **Penfold**, qui poursuivait des recherches sur l'huile essentielle d'arbre à thé.

Après la Seconde Guerre mondiale

Après la Seconde Guerre mondiale, le docteur **Jean Valnet** redonna de l'importance aux huiles essentielles et à l'aromathérapie en soignant les soldats avec des essences naturelles.

Il mit en évidence l'action antiseptique des huiles essentielles, très efficaces et inoffensives pour les tissus, ce qui n'était pas le cas des antiseptiques chimiques, parfois dangereux pour les cellules de l'organisme.

L' aromathérapie prit une dimension holistique grâce à *madame Maury*, qui, après avoir étudié avec Jean Valnet, donna à la thérapie une empreinte à la fois médicale et cosmétique en mettant l'accent sur l'usage externe des huiles essentielles.

Celles-ci après avoir été diluées dans une huile de base pouvaient pénétrer la peau grâce au massage. Elle en étudia les effets sur le corps et l'esprit tout en envisageant une utilisation spécifique à chaque individu afin d'équilibrer les aspects physique, mental, émotionnel et spirituel de chacun.

MODULE 2
LES PRATICIENS

L'aromathérapeute et l'aromatologue

Un aromathérapeute ou aromatologue est un praticien de santé allopathique ou de santé naturelle spécialisé dans l'utilisation des pratiques médicales utilisant les huiles essentielles. Celui-ci conseille le patient sur l'utilisation des huiles essentielles ou d'extraits aromatiques des fleurs dites hydrolats.

Pour les utiliser en toute sécurité et obtenir un résultat probant, il est nécessaire que chaque utilisateur bénéficie des conseils individualisés d'un aromathérapeute.

L'usage des huiles essentielles n'étant pas du tout anodin, un tel métier exige une *connaissance approfondie des plantes*, et de leurs propriétés.

L'aromathérapeute a également une très bonne connaissance en **biochimie**, en **physiopathologie du corps humain**.

Un aromathérapeute traite tous les petits maux de la vie quotidienne ainsi que des problématiques chroniques plus complexes. Les méthodes d'administration des huiles essentielles seront en fonction des besoins, de la pertinence et des goûts de chacun : bain, massage, diffusion, inhalation, application locale, etc.

Comment se déroule une séance?

La première consultation ou anamnèse est un vrai bilan de santé. Elle débute par un long échange concernant le ou les objets de votre consultation, toutes vos problématiques de santé et de bien-être (habitudes de vie, alimentation, allergies et intolérances, stress, antécédents personnels et familiaux, traitements en cours ainsi que passés, interventions et, etc.). Cet entretien détaillé est primordial pour comprendre comment est arrivée la problématique/pathologie et vous indiquer la marche à suivre vers le mieux-être. Cela permettra ainsi à l'aromathérapeute de concevoir une réponse individualisée parfaitement adaptée.

Devenir thérapeute -

praticien aromathérapeute

De nombreux praticiens de santé naturelle, comme les naturopathes, utilisent les huiles essentielles comme techniques complémentaires. C'est notamment enseigné en école de naturopathie. Mais de plus en plus de professions médicales ou paramédicales, comme les pharmaciens, les sages-femmes et même des vétérinaires se forment.

Les diplômes et certificats d'aromathérapeute peuvent être délivrés par certains établissements de formation qui sont des structures privées.

Par ailleurs, il existe également des formations par correspondance pour les professionnels de la santé ou des médecines alternatives.

Olfactothérapie

Le pouvoir biochimique des huiles essentielles (HE) et son cortège d'actions physiques incontournables pour un bien-être au naturel commencent à être plébiscités par un large public. L'information émotionnelle transmise par l'odeur des HE est en revanche beaucoup plus méconnue. Pourtant, son lien avec notre instinct et ses résonances physiques et émotionnelles confère à cette « science de l'odorat » des vertus impressionnantes.

L'olfactothérapie est une thérapie émotionnelle psychocorporelle qui utilise les odeurs et la vibration de certaines huiles essentielles pour aider le patient à trouver et soigner les traumas du passé qui encombrent son présent.

Grâce aux odeurs, nous pouvons sentir, ressentir voire pressentir ce qui est irrationnel en nous. Elles se situent à la croisée de la sensorialité et de la connaissance de soi, tout en nous reliant à notre propre histoire et à notre environnement. Les HE, en tant que support olfactif particulièrement pur et puissant, possèdent donc ce pouvoir de calmer, libérer et réguler les émotions, défaire les nœuds, évoquer des souvenirs, mais aussi de favoriser le recentrage, l'intuition, la créativité... en influençant directement le système nerveux, en régulant le rythme cardiaque ou encore la respiration.

LE POUVOIR DES HE

Des études démontrent que des substances aux odeurs semblables ont des molécules de forme similaire, et, par conséquent, que la forme d'une molécule détermine la nature de son odeur. Le potentiel olfactif des HE peut donc être étudié en fonction de la **famille biochimique** à laquelle elle appartient, ce qui permet de déterminer intuitivement le potentiel olfactif d'une HE en regardant sa famille biochimique pourvu, bien sûr, que la personne en apprécie déjà l'odeur.

L'olfactothérapie est-elle scientifiquement reconnue?

L'olfactothérapie se base sur la puissance d'évocation des odeurs pour réveiller des souvenirs conscients, ou même inconscients pouvant être à l'origine de l'installation d'une souffrance psychique ou organique au moment présent. L'olfactothérapie est considérée comme une médecine parallèle dont se font l'écho nombre de parutions en presse spécialisée et grand public.

Olfactothérapie : comment ça marche?

L'olfactothérapie utilise le rhinencéphale (mémoire archaïque, émotions, pulsions), directement connecté avec les neurones du nerf olfactif, pour favoriser l'émergence rapide des traumas anciens (origine des troubles) sans passer par le diencéphale (mental). Le nerf olfactif apporte ainsi directement l'information au niveau des zones cérébrales du cortex limbique, qui est le siège des émotions.

Hydrolathérapie

L'hydrolathérapie est la Thérapie par les hydrolats (Eaux florales), elle est une branche de l'**aromathérapie**, elle-même issue de l'ensemble plus vaste de la phytothérapie.

C'est une thérapie holistique, c'est-à-dire qu'elle soigne et cherche à équilibrer l'entité Corps-Esprit.

Si l'on assiste à la distillation d'une plante, deux produits très précieux émergent, bien distincts l'un de l'autre : d'une part **l'huile essentielle** et d'autre part l'**hydrolat**, à savoir l'eau imprégnée des mêmes molécules aromatiques que les huiles essentielles.

L'hydrolat est l'eau résiduelle qui fait suite à la distillation de plantes lors de la fabrication d'huile essentielle. La teneur en molécules aromatiques d'un hydrolat est très faible comparativement aux huiles essentielles qui, elles, sont très concentrées.

L'hydrolat est un guérisseur énergétique

À l'image de l'homéopathie, il arrive que l'hydrolat agisse plus rapidement que l'huile essentielle au niveau psycho émotionnelle ou énergétique.

L'énergie des arômes s'est transmise à l'eau durant le processus de distillation. L'eau imbibée des molécules aromatiques donne directement l'information au corps, sans passer par la matière comme cela se fait pour l'huile essentielle.

En aromathérapie énergétique, il est intéressant de combiner les huiles essentielles par voie olfactive ou cutanée avec les hydrolats par voie orale.

D'autres avantages d'employer les hydrolats sont qu'ils sont **beaucoup plus doux** que les huiles essentielles, les hydrolats sont d'une utilisation facile et sans risque et trouve tout leur intérêt pour soigner les bébés, jeunes enfants, femmes enceintes ou autres personnes sensibles.

Dans cette formation je vous propose un module complet sur les hydrolats, vous pouvez également lire mon livre de la formation : « *QUELS HYDROLATS UTILISER EN COSMÉTIQUE ET EN AROMATHÉRAPIE* » que vous pouvez trouvé chez Amazon ou sur notre site web format papier.

Dans ce livre et cette partie de formation, j'effleurerai le sujet, mais comme dit plus haut nous allons y revenir plus en détail dans la formation.

Gemmothérapie

Communément appelée « *médecine des bourgeons* », la gemmothérapie fait partie de la grande famille des phytothérapies, lesquelles proposent de prévenir et de traiter une variété de problèmes de santé à l'aide des végétaux.

Du terme latin gemme, qui signifie à la fois bourgeon et pierre précieuse, la gemmothérapie utilise exclusivement les tissus embryonnaires frais des plantes, arbres et arbustes, c'est-à-dire les bourgeons, les jeunes pousses et les radicelles.

Les embryons, macérés dans un mélange d'eau, d'alcool et de glycérine, servent à fabriquer des solutions dans lesquelles se concentrent les principes actifs des végétaux. On les nomme **macérats**.

Leurs vertus thérapeutiques alléguées varient, évidemment, selon la plante dont ils proviennent : le cassis pour l'énergie, le sapin contre la toux, l'aubépine pour le coeur…

Par ailleurs, plusieurs produits issus de la gemmothérapie auraient en commun des propriétés diurétiques, de drainage ou de détoxication.

La gemmothérapie et l'aromathérapie sont deux branches bien distinctes de la phytothérapie.

Si elles trouvent toutes deux leur origine dans le monde végétal, elles n'en demeurent pas moins différentes au niveau de leur mode de fabrication et de la partie de la plante utilisée.

Une même plante, un même arbre peut fournir à la fois une huile essentielle ET un macérat de bourgeon, et les propriétés de *ces produits ne seront pas nécessairement les mêmes* !

En effet, d'un côté l'aromathérapie va permettre de traiter des affections aigües et être efficace rapidement de façon ciblée en agissant sur le symptôme, tandis que de l'autre côté la gemmothérapie sera plus efficace pour traiter des problèmes chroniques, sur une durée plus longue sous forme de cures, et en ayant pour objectif de régénérer l'organisme afin de traiter le fond qui est à l'origine des symptômes.

Gemmothérapie, un complément à l'aromathérapie?

Gemmothérapie et aromathérapie sont toutes deux des thérapeutiques issues des plantes, qui s'inscrivent dans une approche holistique (ou globale) de la santé.

Ce sont des aides naturelles qui vont soutenir notre organisme afin de soulager divers maux, et surtout, ce sont *deux thérapeutiques complémentaires*. Elles diffèrent principalement de par leur origine et leur mode d'action.

Pour vous aider à faire un choix éclairé dans votre utilisation des huiles essentielles et des macérats de bourgeons, afin de choisir la forme adaptée à votre problème pour un meilleur traitement et une meilleure efficacité, je vous propose mon « *Petit guide GEMMOTHÉRAPIE* » afin de mieux comprendre cette thérapie.

L'aromathérapie et la gemmothérapie ont toutes deux leurs qualités et défauts, et vous pourrez constater à la lecture de mon petit guide que les qualités de l'une pallient les défauts de l'autre !

Leurs utilisations sont donc très complémentaires, et il était plus que normal que je vous propose la lecture et un module complet dans cette formation.

Dans ce livre et cette partie de formation, j'effleurerai également ce sujet, mais comme dit plus haut nous allons y revenir plus en détail dans un module consacré à la gemmothérapie qui fait partie de cette formation.

MODULE 3
D'OÙ PROVIENT L'HUILE ESSENTIELLE ?

L'huile essentielle est issue d'une plante aromatique par un procédé de distillation à la vapeur d'eau. Les molécules aromatiques volatiles des huiles essentielles ainsi obtenues leur confèrent des bienfaits à la fois sur le plan de la santé, mais également sur le plan psychique et émotionnel. On parle ainsi d'aromathérapie : la thérapie par les huiles essentielles.

Le processus de distillation s'effectue dans un alambic. Les végétaux sont disposés sur un plateau « percé » situé au-dessus d'une eau chauffée et portée à ébullition. Ainsi, le végétal libère ses essences aromatiques qui sont récoltées dans une cuve (le décanteur).

LA FABRICATION DES HUILES ESSENTIELLES

Les huiles essentielles sont produites sur tous les continents, dans tous les climats, et à toutes les altitudes. Les climats tropicaux sont particulièrement à l'honneur : la riche biodiversité de certains pays, comme Madagascar, offre régulièrement de belles surprises aux chercheurs !

Quel que soit le mode de production, le rendement en est toujours très faible, il faut souvent plusieurs dizaines de kg de végétal pour produire 1 kg d'huile essentielle !

Ce qui fait que l'immense majorité des huiles essentielles sont produites à proximité de la zone où le végétal est cultivé, parfois même au bord du champ !

Pour pratiquer une distillation et extraire d'une plante fraîche son huile essentielle, il faut utiliser les quatre éléments fondamentaux de la nature: l'eau, le feu, la terre et l'air.

Les bienfaits de l'huile essentielle et de l'essence sont en fonction de sa composition chimique. Or celle-ci dépend des conditions de production et de récolte : la nature du sol, l'altitude, le climat (niveau d'ensoleillement, quantité de pluie, température), la distillation.

Plusieurs parties de la plante peuvent être distillées : le bois, la feuille, la branche, la racine, la tige, l'écorce, le zeste, la fleur…

Il existe aujourd'hui différentes méthodes de fabrication d'huiles essentielles, d'hydrolats, de concrètes et d'absolues… Prêts pour un tour?

La distillation à la vapeur d'eau

Les HE sont des produits obtenus à partir de matières premières naturelles principalement d'origine végétale. Selon le mode d'extraction, les huiles essentielles sont destinées à différentes utilisations. La 9e édition de la Pharmacopée européenne indique que les HE sont obtenus par hydrodistillation, distillation sèche et expression à froid. D'autres méthodes existent et sont destinées à la parfumerie ou l'agroalimentaire

MÉCANISME DE LA DISTILLATION PAR ENTRAÎNEMENT À LA VAPEUR D'EAU

Alambic, Col de cygne et autres florentins…

La distillation est connue depuis des siècles. Elle consiste à mélanger dans une cuve (corps de l'alambic) la partie de la plante à distiller et de l'eau, à chauffer le mélange pour que l'eau se transforme en vapeur, puis à récupérer et à refroidir cette vapeur chargée d'essence pour en récupérer l'huile essentielle.

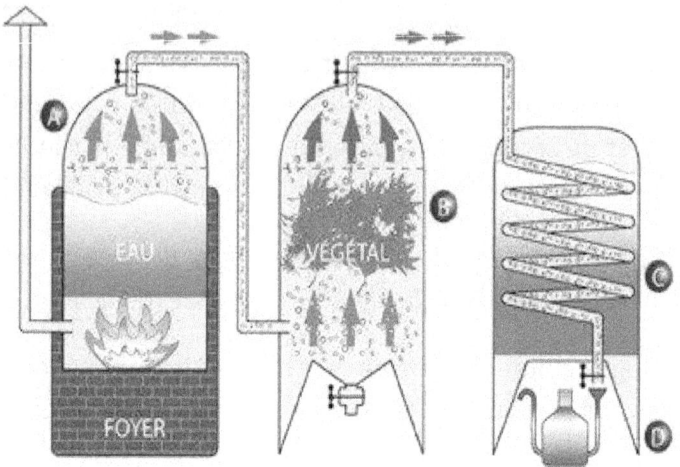

Actuellement, la technique la plus utilisée est la suivante :

1. On fait bouillir de l'eau dans une chaudière A pour obtenir de la vapeur.
2. Cette vapeur est envoyée dans le corps de l'alambic B (une grosse cuve en cuivre ou en inox), qui contient le matériel végétal à distiller. En traversant le végétal, la vapeur va faire éclater les sacs aromatiques de la plante, qui en contiennent l'essence. Ces molécules, plus légères que l'eau, vont être entrainées vers le haut de l'alambic par la vapeur, jusqu'à atteindre la sortie haute, que l'on appelle le col de cygne.
3. La vapeur chargée d'essence va ensuite passer dans le serpentin C, qui baigne dans un bain d'eau froide. Elle va donc refroidir petit à petit, et se condenser pour redevenir liquide.
4. À la sortie du serpentin, le liquide est recueilli dans un vase de décantation D, aussi appelé Florentin ou encore essencier. C'est dans ce récipient que l'huile essentielle, plus légère que l'eau, va se séparer de l'eau de distillation, en remontant à la surface du Florentin. L'eau de distillation, aussi appelée hydrolat, pour être récupérée, ou renvoyée à la chaudière pour un nouveau cycle.

L'HYDRO-DISTILLATION

L'hydrodistillation, se rapprochant fortement de cette première technique, consiste à mettre dans l'alambic la plante et l'eau, sans aucune séparation. La quantité d'eau peut être de deux à six fois plus importante que la quantité de plantes, réduisant la concentration d'huile essentielle.

La *composition biochimique* de l'huile essentielle varie quelque peu de celle de l'essence classique, à cause de l'entrainement partiel par la vapeur d'eau, pouvant ainsi augmenter ou diminuer le pourcentage de différents composants.

L'EAU FLORAL OU HYDROLAT

L'eau ayant servi à la distillation, aussi appelée hydrolat, est à l'origine un sous-produit de la production d'huile essentielle. Cependant, elle contient également (en bien plus faibles proportions que l'huile essentielle) des molécules aromatiques et peut donc avoir un intérêt thérapeutique ou cosmétique.

C'est pourquoi lors de la distillation de quelques huiles essentielles, le producteur récupère cette eau, puis la fait passer dans des siphons (on parle de cohobation) pour la concentrer.

Elle sera ensuite vendue en tant qu'hydrolat.

Attention toutefois, si les huiles essentielles sont des produits stables, ce n'est pas le cas des eaux florales, qui sont très sensibles aux agressions microbiologiques.

CONSERVATION DES HUILES ESSENTIELLES

Les huiles essentielles sont des produits stables et habituellement peu sensibles aux agressions microbiennes. Cependant, les molécules qui les composent sont souvent sensibles à la chaleur et à la lumière. C'est pourquoi elles sont stockées dans des contenants opaques (verre brun, fût en métal).

De plus, la plupart d'entre elles sont corrosives et réagissent avec les matières plastiques, voire avec certains métaux. Les professionnels les conditionnent donc habituellement dans des contenants « inertes », tels que le verre ou l'aluminium.

D'autres méthodes de fabrication

Si la distillation à la vapeur d'eau est le mode de production n° 1, deux autres méthodes permettent d'obtenir des produits que l'on peut qualifier d'huiles essentielles : l'extraction CO2 et l'expression à froid.

L'EXTRACTION PAR CO2 SUPERCRITIQUE

Méthode très moderne et très coûteuse, elle permet pourtant d'obtenir des huiles essentielles de très grande qualité. Les masses végétales sont traversées par un courant de CO2, augmentant ainsi la pression, et faisant éclater « naturellement » les sacs d'arômes.

Les huiles essentielles obtenues de cette manière ont une constitution *biochimique beaucoup plus proche de l'essence originelle de la plante*.

Plus que d'huiles essentielles, on parle d'extrait CO2. L'un des avantages de cette méthode est que le produit obtenu peut conserver son appellation « **Biologique** ».

L'EXPRESSION

Ce procédé d'extraction est le plus simple de tous, et est utilisé généralement pour obtenir les essences d'agrumes. Il s'agit tout simplement d'éclater les sacs d'arômes manuellement, en les explosant par pression mécanique.

Les substances aromatiques obtenues sont très appréciées et de bonne qualité. La pulpe est extraite de l'agrume, puis le zeste est pressé. L'essence et l'eau sont enfin séparées par une décantation à froid.

Cousines des huiles essentielles

Il existe d'autres méthodes pour extraire l'essence d'une plante, mais les produits obtenus *ne seront pas à proprement parler des huiles essentielles*, même si elles sont parfois proches. Voyons comment naissent ces cousines de nos chères huiles essentielles !

LA PERCOLATION OU HYDRODIFFUSION

La distillation simple consiste à envoyer de la vapeur de bas en haut. Ici, c'est le contraire, elle fait le chemin inverse. Cette méthode a le privilège d'obtenir de l'huile essentielle plus rapidement, mais avec un moins bon contrôle de qualité. Le liquide ainsi obtenu n'est donc pas appelé huile essentielle, mais *essence de percolation*.

LA MACÉRATION

Les huiles essentielles ne sont pas obtenues par macération, ce sont des **huiles florales** qui sont le fruit de cette technique. Pendant plusieurs semaines, les plantes sont en macération dans des huiles, à l'abri de la lumière. Ces produits sont lipophiles, ils peuvent se mélanger à un corps gras facilement et sont donc beaucoup utilisés en cosmétologie.

L'ENFLEURAGE : CONCRÉTÉ ET ABSOLUES

C'est un moyen d'extraction généralement utilisé pour les huiles essentielles de fleurs, parfois trop fragile pour une distillation propre. Ces dernières sont mises en contact avec des graisses absorbantes, qui vont peu à peu s'imprégner des odeurs de la plante. Après saturation, les graisses subissent la phase d'épuisement : mélangé à l'alcool, le parfum se sépare du reste du corps.

L'enfleurage est aujourd'hui souvent remplacé par l'extraction par solvants. Mélangées à un solvant, les fleurs sont lavées en extracteur. Ensuite, le solvant est concentré en distillation, obtenant ainsi une concrète (macération de fleurs et de solvant, formant une pâte). Après un filtrage et un changement radical de températures (passant du très chaud au grand froid), l'absolu est obtenu. *Ce n'est pas une huile essentielle, il est surtout utilisé en parfumerie et cosmétologie.*

LES HUILES VÉGÉTALES

Souvent confondues avec les huiles essentielles, les huiles végétales ne sont pourtant que leurs lointaines cousines. Alors que les huiles essentielles viennent de plantes aromatiques, les huiles végétales viennent de plantes oléagineuses (plantes riches en matières grasses) comme l'olive, le colza, la coco.

On extrait l'huile de ces plantes par pression mécanique à froid et on obtient une huile riche en acides gras, très différents des huiles essentielles, qui, eux, ne sont pas gras !

LES MACÉRÂTS HUILEUX

Certaines plantes ne sont ni aromatiques (donc il n'est pas possible d'en extraire des huiles essentielles), ni oléagineuses (donc pas d'huile végétale non plus), mais ont des propriétés très intéressantes, en aromathérapie ou en cosmétique.

Pour bénéficier de ces bienfaits, la solution consiste à les faire macérer quelque temps dans de l'huile végétale (souvent du tournesol, mais parfois de l'olive). Les molécules de la plante passent dans l'huile, et leurs propriétés avec !

Il ne reste qu'à filtrer le mélange pour obtenir un macérât facilement utilisable.

La loi de similitude

La partie du végétal utilisée pour obtenir une huile essentielle lui confère des caractéristiques finales qui répondent à la loi de similitude :

- **le bois** permet à un arbre de pousser très haut et de vivre longtemps. Les huiles essentielles qui sont extraites du bois et de l'écorce des arbres apportent en général de la force et de la résistance physique pour combattre les attaques venant de l'extérieur;

- **les fleurs** contiennent les graines de la plante, et leur parfum délicat attire les insectes susceptibles d'assurer la reproduction du végétal. De la même façon beaucoup d'huiles essentielles extraites de fleurs ont une double action : elles agissent sur le système reproducteur (elles sont donc connues pour être aphrodisiaques) et elles ont une influence subtile sur le plan émotionnel;

- **les fruits** protègent les graines de la plante. Les huiles qui en sont tirées sont associées au nutriment ainsi qu'à la créativité;

- **les feuilles**, qui permettent la « respiration » de la plante. Peuvent être associées à la fonction pulmonaire. Les huiles essentielles qui en sont extraites ont elles aussi en général une action sur le système respiratoire.

Les huiles essentielles dans le végétal

Parmi les 800 000 espèces végétales, les plantes aromatiques capables de synthétiser une essence sont peu nombreuses.

Seuls 10 % du règne végétal en a la possibilité.

Les huiles essentielles n'existent quasiment que chez les végétaux supérieurs. La majorité des plantes aromatiques appartiennent aux familles suivantes :

Les Lamiaceae : Lavandes, Thyms, Romarins, Menthes, Origans, Marjolaines, Sarriettes, Basilics... -

Les Myrtaceae : Eucalyptus, Girofliers,

Mélaleuques (niaouli, tea tree, cajeput),

Les Myrtes : Les Lauraceae : Cannelles, Lauriers, Bois de rose, Ravensarares, Litsée... -

Les Asteraceae : Hélichryses, Camomilles, Inules, Tanaisies, Armoises, Achillée... -

Les Apiaceae : Anis, Fenouil, Carotte, Ajowan, Céleri, Angélique, Coriandre... -

Les Abietaceae : Pin, Sapin, Epicéa, Cèdre... - Les Poaceae : Citronelle, Palmarosa, Vétiver... -

Les Cupressaceae : Cyprès, Genévrier...

Les organes producteurs d'huiles essentielles peuvent être de différents types et se trouvent dans les différentes parties de la plante. Seuls les organes les plus concentrés seront cueillis pour en extraire les huiles essentielles. Ils sont représentés par les cellules à huiles essentielles (Lauracées...), les poils sécréteurs (Lamiacées,

Astéracées...), les poches sécrétrices (Myrtacées, Rutacées...) et les canaux sécréteurs (Apiacées, Astéracées...).

Toutes ces structures se trouvent dans tous les organes végétatifs et reproducteurs de la plante aromatique :

Les racines (vétiver, angélique...)

Les rhizomes (gingembre, curcuma...)

Les bois (santal, cèdre, bois de rose, bois de Siam...)

Les écorces (cannelle de Ceylan, cannelle de Chine)

Les fruits graines (anis, fenouil, muscade, citron...) -

Les feuilles (niaouli, myrte, ravintsara, arbre à thé, eucalyptus...)

Les fleurs et sommités fleuries (lavande, menthe, romarin, sauge, sarriette, thym, origan, ylang-ylang, rose...)

Propriétés physiques des huiles essentielles

Les huiles essentielles et essences possèdent des propriétés physiques proches les unes des autres avec quelques variantes en fonction de leur composition :

- À température ambiante, elles sont liquides, mais à température plus faible certaines peuvent cristalliser.

- Elles sont généralement incolores. Cependant certaines peuvent être colorées. L'huile essentielle de Cinnamomum zeylanicum Blume (cannelle de Ceylan) est rougeâtre, celle d'Artemisia absinthum (absinthe) est verte, celle de Chamaemelum nobile L. (camomille romaine) est bleue ainsi que l'essence de Citrus aurantium L. (bigaradier).

- Elles sont solubles dans l'alcool, l'éther et les huiles végétales. En revanche elles sont insolubles dans l'eau, à laquelle elles communiquent toutefois leurs odeurs. Elles sont lipophiles.

- Contrairement aux huiles grasses dites « fixes » les huiles essentielles sont volatiles, ceci explique leur caractère odorant et leur entraînement par la vapeur d'eau pour leur extraction.

- La plupart des huiles essentielles ont une densité inférieure à celle de l'eau (densité)

MODULE 4
COMMENT ÇA MARCHE?

Pour qu'elles entrent en action, les huiles essentielles doivent pénétrer l'organisme (inhalation, frictions/massages, absorption).

Ensuite, c'est grâce à la circulation sanguine qu'elles atteignent les foyers à traiter.

En diffusion dans l'atmosphère, les arômes adressent également au système limbique du cerveau des signaux olfactifs susceptibles de stimuler des « émotions ».

Ce faisant, le système limbique ordonne la production de substances immunitaires et d'hormones.

L'huile essentielle se veut un compagnon à la fois *olfactif et thérapeutique* de votre quotidien.

Les mélanges d'huiles essentielles sont-ils plus efficaces?

Les huiles essentielles, lorsqu'elles sont **associées entre elles**, renforcent mutuellement leurs principes actifs.

Il est donc intéressant de les **associer** afin d'obtenir une *synergie* et une potentialisation de l'effet recherché, sans dépasser 4 ou 5 huiles essentielles pour ne pas risquer de provoquer *des antagonismes* (opposition fonctionnelle entre deux substances biochimiques).

Quel est l'intérêt d'une synergie?

Par définition, une synergie consiste à associer différents moyens pour renforcer l'action recherchée.

En aromathérapie, **une synergie d'huiles essentielles** consiste donc à mélanger différentes huiles essentielles et/ou d'huile végétale et/ou de macérats de bourgeons, et/ou des hydrolats,

Ces huiles peuvent avoir des propriétés différentes, permettant **d'obtenir un mélange polyvalent agissant à différents niveaux**, ou avoir les mêmes propriétés, mais via des **molécules différentes, permettant de potentialiser l'effet recherché.**

Une synergie aura donc plus de chances d'agir qu'une huile essentielle toute seule !

Les *huiles essentielles sont sensibles aux rayonnements UV* ainsi qu'à l'évaporation progressive de leurs constituants.

Il est donc impératif de conserver vos huiles essentielles dans un flacon en verre coloré ou en aluminium à fermeture étanche à une **température comprise entre 5 °C et 40 °C.**

Pour la diffusion dans l'atmosphère, les associations créent des parfums inédits. Avec le temps, vous pourrez créer vous même de véritables compositions d'ambiance !

L'ambiance d'un lieu se trouve magnifiée par la diffusion d'une ou de plusieurs huiles essentielles sélectionnées avec finesse et justesse.

Les huiles essentielles et les essences contribuent alors à transporter l'être humain vers une émotion, que ce soit dans le but de provoquer une « *synergie relationnelle* » entre les personnes présentes ou au contraire « *le repos de l'âme* », la relaxation et la méditation intérieure.

Mais attention se ne sont pas toutes les huiles essentielles que vous pouvez diffusé, nous le verrons plus loin dans cette formation.

En latin et en grec, « **aroma** » signifie « arôme, aromate » et « **therapeia** » signifie « soin, cure ».

Nous parlons donc bien de **l'usage thérapeutique** (médical) des extraits aromatiques de plantes. A contrario, la phytothérapie utilise l'ensemble des éléments d'une plante.

L'aromathérapie est une branche de la phytothérapie (phyto = plantes et thérapie = soigner).

Elle consiste à recueillir les principes actifs des plantes par un processus complexe de distillation à la vapeur d'eau pour en récupérer la forme liquide et concentrée que l'on connaît et qu'on appelle « huile essentielle ».

Il ne s'agit pas de « corps gras » à proprement parler, mais d'une infinité de molécules actives.

Chaque huile essentielle possède une composition chimique particulière appelée « **chémotype** ». Il est défini en fonction de l'environnement de la plante, du sol, de l'exposition au soleil, de la température, de sa résistance face aux intempéries, etc. Une même espèce végétale peut donc produire des huiles essentielles différentes et posséder ainsi plusieurs « chémotypes ».

Nous allons abordé rapidement dans cette partie de formation la biochimie et chémotypes, le sujet sera approfondi dans le deuxième module de cette formation ou si vous le souhaitez vous pouvez lire mon libre : " La biochimie des huiles essentielles » que vous pouvez vous procuré chez Amazon format numérique et papier ou sur notre site web en version papier seulement.

COMPOSITION CHIMIQUE, RELATION STRUCTURE-ACTIVITE THÉRAPEUTIQUE

Les composantes aromatiques de toute huile essentielle sont des molécules connues et biochimiquement définies. Ce sont ces molécules qui leur confèrent leurs propriétés thérapeutiques. Leur relation structure-activité est largement reconnue. Les huiles essentielles possèdent des compositions complexes, regroupant plusieurs molécules dont il faut tenir compte lors de leur utilisation seule ou en mélange.

PROPRIÉTÉS THÉRAPEUTIQUES DES HUILES ESSENTIELLES

Caractéristiques générales

L'huile essentielle, extrait le plus puissant et évolué du règne végétal, est présente dans les plantes dites « aromatiques ». Elle est obtenue dans la majorité des cas par distillation par entraînement à la vapeur d'eau des composés aromatiques volatils de la plante, excepté les essences d'agrumes qui sont obtenues par simple expression à froid de l'écorce du fruit.

La composition en *molécules biochimiques* actives à la fois très riches et complexes, et très variables selon l'huile essentielle considérée, va déterminer les multiples propriétés et activités de celle-ci sur l'organisme.

Les modes d'utilisation des huiles essentielles sont variés et nombreux.

Il convient de trouver le meilleur moyen d'utiliser celles-ci en fonction de l'effet ou de l'objectif recherché. Il est également nécessaire de tenir compte de leur composition et de la **condition de la personne qui les utilise** (âge, état de santé, grossesse...).

Pour une utilisation en cosmétique, les huiles essentielles, très diluées, auront une action locale, alors que pour *une utilisation en aromathérapie*, elles pourront avoir une action locale et/ou systémique, plus générale.

Il faut savoir que les huiles essentielles, **lipophiles** et traversant donc facilement les différentes couches cutanées, pénètrent dans notre corps avant de rejoindre la circulation sanguine puis l'organe malade si tel est le cas.

Outre leur utilité sur la santé, les huiles essentielles peuvent être utilisées tout simplement pour parfumer ou assainir l'atmosphère, pour votre beauté et votre bien-être, mais également pour assaisonner vos plats ou encore entrer dans la confection de produits pour l'entretien de votre maison.

Les modes d'utilisation des huiles essentielles sont très divers. Cependant chaque huile essentielle peut avoir un ou plusieurs modes d'utilisation plus adaptés selon sa composition et ses propriétés.

MODULE 5
LES GRANDS PRINCIPES DE L'AROMATHÉRAPIE

Les experts s'accordent sur le fait que l'efficacité des huiles essentielles vient de 3 aspects, c'est ce que l'on nomme la ternaire aromatique :

- **Une activité biochimique** : c'est l'activité la plus étudiée et la mieux connue : certaines molécules composant les huiles essentielles agissent sur des récepteurs biochimiques de l'organisme, entrainant une action thérapeutique.

- **Une activité énergétique** : les huiles essentielles ont un potentiel électronique. Cela ne veut pas dire qu'elles sont capables de réparer votre smartphone, mais qu'elles ont un excès ou un déficit d'électrons et ont donc la capacité d'en échanger avec le milieu dans lequel elles sont.

- **Une activité informationnelle** : le parfum des HE (leur arôme) est transmis au cerveau sous forme d'influx nerveux. Certains arômes peuvent entrainer des réactions psychologiques, voire physiologiques importantes. Attention, toutefois, à ne pas dépasser la frontière entre science et croyance !

Ces **3 activités agissent en synergie**, et c'est ce qui donne toute la spécificité de l'aromathérapie. Explorons ensemble ces 3 aspects...

1 - LA BIOCHIMIE DES HUILES ESSENTIELLES

C'est très certainement l'aspect le plus étudié et le plus documenté des 3. C'est aussi celui qui se rapproche le plus de la thérapie « classique », puisqu'il repose sur l'interaction des molécules avec les différents éléments qui composent l'organisme.

Comme nous l'avons vu, les huiles essentielles sont composées d'un grand nombre de molécules complexes et variées. De nombreuses études pharmacologiques et scientifiques (le plus souvent in vitro, mais aussi parfois in vivo) ont permis de comprendre en partie le fonctionnement de ces molécules et d'expliquer les propriétés des huiles essentielles, grâce aux relations structure-activité des molécules.

Attention toutefois de nombreuses propriétés, pourtant reconnues par la plupart des experts en aromathérapie, n'ont pas encore fait l'objet de recherches assez poussées pour que l'on soit en mesure d'en expliquer totalement le mécanisme biochimique.

Pour faire simple : on sait que ça marche, mais on ne sait pas encore totalement pourquoi. Ce que l'on a découvert également, c'est le fonctionnement en synergie de ses molécules : l'effet conjugué des plusieurs molécules est plus fort que la somme de leurs effets individuels ! C'est aussi cela qui fait la force des huiles essentielles : leurs multiples molécules travaillent ensemble et se renforcent les unes les autres !

2- HUILES ESSENTIELLES ET ÉNERGIE

Les huiles essentielles, de par **les molécules** qui les composent, **vont pouvoir échanger des électrons avec le milieu dans lequel elles se trouvent.** Elles seront dites positivâtes si elles captent des électrons, et négativâtes si elles en donnent. *Cet échange d'électrons correspond à ce que l'on appelle des réactions d'oxydoréduction* (la notion de potentiel redox devrait rappeler des souvenirs à ceux d'entre vous qui ont eu la joie de faire des études scientifiques ;)).

Des essais in vitro ont montré que de nombreuses **molécules aromatiques** avaient des propriétés antioxydantes. Or les antioxydants (très à la mode en ce moment) permettent de limiter l'action des radicaux libres (non ce n'est pas un nouveau parti politique...) qui sont entre autres responsables du vieillissement de nos cellules.

Mais des essais in vivo montrent que certaines huiles essentielles peuvent à l'inverse avoir un effet prooxydant, favorisant la destruction de certaines cellules endommagées.

3 - HUILES ESSENTIELLES ET INFORMATION

C'est le troisième et dernier pilier de l'aromathérapie, et c'est aussi l'aspect le moins étudié par la science moderne.

Du fait de leur grande volatilité, les molécules des huiles essentielles atteignent très facilement les zones olfactives du cerveau. Elles peuvent donc créer des réactions en chaîne allant jusqu'à **activer des fonctions biologiques, voire physiologiques.**

Pour s'en convaincre, il suffit de se rappeler qu'une grande partie de nos souvenirs, et de nos émotions, sont liées à des odeurs.

Attention toutefois aux dérives de la psycho aromatologie, qui est une tout autre science que de la biochimie.

LA PUISSANCE DES HUILES ESSENTIELLES VIENT DE :

- **LEUR CONCENTRATION** : elles sont de véritables concentrés de plantes, un flacon représentant plusieurs kg de matière végétale ;
- **LEUR COMPOSITION CHIMIQUE** : des dizaines, voire des centaines de molécules aromatiques en proportions variables selon leur terroir de naissance ;
- leur FACILITÉ a TRAVERSÉ LA PEAU pour atteindre au plus vite la zone touchée ;
- L'EFFET « SYNERGIE » de leurs molécules qui travaillent ensemble et se renforcent les unes les autres ;
- LEUR CAPACITÉ À ÉCHANGER DE L'ÉNERGIE avec leur environnement via un transfert d'électrons

- et enfin **LEURS ODEURS**, qui peuvent déclencher des réactions dans les zones olfactives du cerveau.

UNE GRANDE VARIÉTÉ DE COMPOSÉS CHIMIQUES ENTRENT DANS LA COMPOSITION <u>D'UNE ODEUR</u>.

- cétones : carvone, ionone, jasmone, ...
- aldéhydes : citral, benzaldéhyde, ...
- alcools : citronellol, 2-phényléthanol, ...
- esters : heptanoate d'éthyle, ...
- terpènes : limonène, géraniol, ...
- lactones : gamma-lactone, gamma-butyrolactone, ...
- acides : acide cinnamique, acide phénylacétique, ...

MODULE 6
DE QUOI SONT CONSTITUÉES LES HUILES ESSENTIELLES?

Une huile essentielle est composée de nombreuses **molécules chimiques**, lui conférant ses **principes actifs**. On peut diviser en **12 grandes familles ces composants** : les terpènes, les alcools, les aldéhydes, les carbures, les cétones, les coumarines, les esters, les éthers, les lactones, les oxydes, les phénols et enfin les phthalides.

La biochimie est une discipline primordiale qui constitue l'un des fondements de l'aromathérapie.

Je vous suggère de lire mon livre « Les familles biochimiques des huiles essentielles » afin de mieux connaitre cette partie important des huiles essentielles.

PROPRIÉTÉS GÉNÉRALES DES HUILES ESSENTIELLES

Les huiles essentielles aident à traiter les petites indispositions de la vie de tous les jours. Outre leur action curative, elles opèrent de manière préventive en stimulant le système immunitaire afin que votre organisme lutte plus efficacement contre les infections bactériennes et virales.

Parmi les propriétés les plus connues, on citera la propriété antiseptique. À l'heure où les germes microbiens deviennent de plus en plus résistants, ce qui implique pour l'industrie pharmaceutique de trouver des antibiotiques de plus en plus puissants (mais aussi de plus en plus destructeurs de la flore saprophyte responsable de notre immunité), les huiles essentielles offrent une véritable alternative.

Leur efficacité se révèle en effet stable dans le temps et la preuve est faite tous les jours de leur grande efficacité, là où certains antibiotiques échouent désormais.

En fait, les vertus antiseptiques des plantes sont connues depuis des milliers d'années. Les hommes se sont ainsi aperçus, par exemple, que certains aromates, comme le thym, la sarriette ou la cannelle freinaient la fermentation des aliments.

Aujourd'hui, les pouvoirs antiseptiques des huiles essentielles sont scientifiquement prouvés : ainsi, l'huile essentielle de thym en solution aqueuse à 5 % détruit le streptocoque en 4 minutes, le staphylocoque en 4 à 8 minutes et le bacille de la tuberculose en 30 à 60 minutes.

Les huiles essentielles peuvent rendre stérile une culture de microbes, signe d'une activité antiseptique. Plusieurs études ont montré que les huiles essentielles sont capables de s'attaquer aux microbes les plus puissants comme le staphylocoque, le bacille de Koch (tuberculose) ou le bacille typhique (typhoïde). Le pouvoir d'action des huiles essentielles ne faiblit pas dans le temps: s'il reste constant, c'est parce que l'organisme humain ne s'habitue pas aux principes actifs et qu'il réagit toujours après une application.

Les huiles essentielles ont une double action contre les microbes: elles peuvent les tuer (effet bactéricide) et elles en arrêtent la prolifération (effet bactériostatique).

Les plus puissantes pour cela sont celles qui contiennent des **phénols** (le thymol par exemple) lesquels sont utiles pour lutter contre les infections bactériennes, virales et parasita ires.

On les retrouve dans)es huiles essentielles de thym, de citron, d'origan, de sarriette. De cannelle (écorce), d'arbre à thé (tea-tree), de thym. De clou de girofle et de lavande.

Pour combattre les champignons (action antifongique), on utilise les huiles essentielles de thym, d'arbre à thé. de citron ou de lavande.

Depuis des millénaires, les huiles essentielles sont employées pour guérir et prévenir les maladies. Hommes et femmes ont pu constater, de manière empirique dans un premier temps et scientifique plus tard, l'efficacité de ces petites gouttes. À mesure que les études, les expériences et les témoignages s'accumulaient, des principes communs se sont dessinés. On a alors pu lister les principales caractéristiques de la plupart des huiles essentielles.

Chaque huile essentielle possède une propriété particulière qui permet de soigner de nombreux maux à la fois physiques et psychiques.

Selon le type d'huile essentielle, les propriétés peuvent être (non exhaustif) :

- **Analgésique** (soulage la douleur par une action sédative sur les nerfs),
- **Antibiotique** (lutte contre les infections internes),
- **Antidépresseur** (lutte contre les états dépressifs,
- **antiémétiques** (soulage les états nauséeux et élimine l'envie de vomir),
- **anti-inflammatoires** (réduit les inflammations),
- **antispasmodiques** (prévient et soigne les douleurs spasmodiques de l'intestin et de l'utérus),
- **antisudoraux** (réduit la transpiration),
- **antitoxiques** (agit comme un antipoison),
- **antiviraux** (inhibe ou élimine les virus),
- **aphrodisiaque** (augmente la libido),
- **astringent** (tonifie les tissus),
- **carminatif** (expulse les gaz intestinaux),
- **cholagogue** (stimule la sécrétion biliaire),
- **cicatrisant** (accélère et améliore la cicatrisation),

- **déodorant** (réduit les odeurs),
- **dépuratif** (purifie le sang),
- **digestif** (stimule et facilite la digestion. Soulage l'indigestion),
- **Diurétique** (augmente la quantité d'urine),
- **Emménagogue** (stimule et régule les règles),
- **Expectorant** (élimine les excès de mucus présent dans les bronches),
- **Fébrifuge** (réduit la fièvre),
- **Fongicide** (prévient et détruit les infections fongiques),
- **Galactalogue** (stimule la sécrétion lactée),
- **Hépatique** (stimule et tonifie le foie),
- **hypertenseur** (augmente la pression sanguine),
- **hypotenseur** (abaisse la pression sanguine),
- **immunostimulant** (renforce les défenses de l'organisme contre les infections),
- **nervin** (tonifie le système nerveux),
- **sédatif** (réduit le stress et calme le système nerveux),
- **stimulant** (augmente l'énergie et accélère les sécrétions glandulaires -libération d'adrénaline-),
- **stomachique** (stimule la digestion gastrique),
- **Styptique** (interrompt ou réduit une hémorragie externe),
- **sudorifique** (augmente la transpiration),
- **tonique** (tonifie le corps ou un organe spécifique),
- **utérin** (tonifie l'utérus),
- **vasoconstricteur** (contracte les petits vaisseaux sanguins),
- **vasodilatateur** (dilate les petits vaisseaux sanguins),
- **vulnéraire** (accélère la cicatrisation).

PROPRIÉTÉS THÉRAPEUTIQUES

Propriétés anti-infectieuses

Pouvoir antibactérien

a) **La technique de l'aromatogramme** L'activité antibactérienne est l'activité la plus étudiée des huiles essentielles grâce à l'aromatogramme c'est une technique récente de microbiologie qui permet d'étudier la sensibilité des germes à différentes huiles essentielles.

La technique est similaire à celle utilisée pour réaliser un antibiogramme. L'aromatogramme permet d'évaluer le pouvoir antibactérien et antifongique des huiles essentielles.

Sur les colonies bactériennes cultivées en boite de Pétri sont disposés des disques imprégnés d'huiles essentielles différentes. Après avoir placé les boites de Pétri pendant un temps de latence à une température de 37 °C il est possible d'observer et de mesurer une auréole claire et transparente autour de chaque disque d'huile essentielle, c'est le halo d'inhibition.

La mesure de ce diamètre permet de définir l'activité antimicrobienne in vitro des huiles essentielles. Il est ainsi possible de classer les huiles essentielles en fonction de leur spectre d'activité antimicrobienne.

L'interprétation de l'aromatogramme se fait de 0 à 3 croix suivant le diamètre du halo d'inhibition.

La sensibilité du germe par rapport à l'activité de l'huile essentielle est ainsi notée : 0 : résistant + : sensible ; halo d'inhibition de 1 à 2 mm ++ : Assez sensible ; halo d'inhibition de 2 à 3 mm 27 +++ : Très sensible ; halo d'inhibition >3 mm

Cette mesure du halo d'inhibition a permis de définir l'indice aromatique.

b) **L'indice aromatique** est le rapport entre le diamètre du halo d'inhibition obtenu par un aromatogramme et celui d'une huile essentielle idéale fictive dont l'action germicide serait maximale dans 100 % des cas.

Le symbole +++ représente l'action germicide maximale.

Pour obtenir l'indice aromatique d'une huile essentielle donnée, il suffira d'effectuer le rapport : Indice de croix de l'HE Indice de croix HE idéal la valeur de l'indice aromatique se situe entre 0 et 1.

Plus une huile essentielle a un indice élevé, plus son pouvoir antibactérien est puissant.

La réalisation d'aromatogrammes sur une centaine d'huiles essentielles pour déterminer leur pouvoir antibactérien a permis à BELAICHE de classer les HE en trois groupes :majeures, médiums et de terrain.

Cependant cette classification n'est plus très utilisée et permet surtout au thérapeute de débuter un traitement d'aromathérapie en attendant les résultats de l'aromatogramme, en ayant plus de chance de choisir l'huile essentielle adaptée.

- **Les huiles essentielles majeures** : agissent aussi bien sur les bacilles Gram (+) que ceux à Gram (-). Elles ont une action bactéricide, constante et forte. Leur indice aromatique se situe ente 0,45 et 1.

Elles sont utiles en début de traitement et sont remplacées par la suite par les huiles essentielles dites de terrain dont l'action est durable et définitive.

- **Les huiles essentielles médium** : sont moyennement antiseptiques et ont une contribution efficace en cas de thérapie de relais entre une huile essentielle majeure et une huile essentielle de terrain.

Leur indice aromatique se situe entre 0,45 et 0,10.

- **Les huiles essentielles de terrain** : leur indice aromatique est inférieur à 0,1. Seul l'aromatogramme peut révéler leur pouvoir bactéricide et bactériostatique. Elles sont différentes d'un individu à l'autre. Une huile essentielle majeure peut également agir comme une huile essentielle de terrain. Certaines huiles agissent spécifiquement sur certains germes.

Activité des huiles essentielles sur certains germes

GERMES	HUILES ESSENTIELS
Staphylocoque blanc	Origan d'Espagne, Corydothymus capitatus L.
	Thym vulgaire, Thymus vulgaris L.
	Girofle, Eugenia carryophyllus (Sprng.) Bull. et Harr.
	Sarriette des montagnes, Satureja montana L.
Staphylocoque doré	Origan d'Espagne, Corydothymus capitatus L.
	Thym vulgaire, Thymus vulgaris L.
	Girofle, Eugenia carryophyllus (Sprng.) Bull. et Harr.

	Cannelle de Ceylan, Cinnamomum verum Nees
Candida albicans	Origan d'Espagne, Corydothymus capitatus L.
	Thym vulgaire, Thymus vulgaris L.
	Cannelle de Ceylan, Cinnamomum zeylanicum Nees
	Cajeput, Melaleuca cajuputi Pow
	Sarriette des montagnes, Satureja montana L.

Classification des huiles essentielles en fonction de leur indice aromatique

HUILES ESSENTIELLES	INDICE AROMATIQUE
Origan d'Espagne, Corydothymus capitatus (L.) Reichenb.f.	0,88
Thym vulgaire, Thymus vulgaris L.	0,71
Cannelle de Ceylan, Cinnamomum zeylanicum Nees	0,60
Girofle, Eugenia caryophyllus (Sprng.) Bull. et Harr.	0,51
Sarriette des jardins, Satureja hortensis L.	0,45

Pin maritime, Pinus pinaster Alton	0,35
Cajeput, Melaleuca cajuputi Pow	0,33
Eucalyptus globuleux, Eucalyptus globulus Labill.	0,29
Myrte commune, Myrtus communis L.	0,25
Genévrier, Juniperus communis L.	0,18
Petit grain bigarade, Citrus aurantium spp aur. L.	0,17
Estragon, Artemisia dranunculus L.	0,14
Serpolet, Thymus serpyllum L.	0,12
Niaouli, Melaleuca quinquenervia (Cav.) S.T. Blake	0,10

c) L'indice origan Belaiche a aussi démontré que l'huile essentielle d'origan d'Espagne, Corydothymus capitatus L. a l'indice aromatique le plus élevé sur la totalité des infections à entérocoques, soit 0,91.

Il a aussi un indice aromatique de 0,89 sur les infections à gram(+) ou (-) et le Candida albicans.

L'indice origan est le rapport de l'indice de l'huile essentielle testée sur l'indice de croix de Corydothymus capitatus L.

Propriétés antivirales

Des molécules appartenant à de nombreuses familles chimiques ont démontrées, in vitro, une activité antivirale, parmi lesquelles les monoterpénols et les monoterpénals.

Le couple synergique cinéole-monoterpénol est utilisé pour traiter les pathologies de la sphère respiratoire.

Cette association est présente dans de nombreuses huiles essentielles issues d'arbre de la famille de Myrtaceae, connues depuis toujours pour leur intérêt dans le traitement des infections pulmonaires.

Un autre couple, linaloxyde-linalol présent dans l'huile essentielle d'hysope officinale, Hyssopus officinalis L., est aussi intéressant dans le traitement des pathologies des voies respiratoires inférieures.

Le groupe des cétones, notamment la cryptone, a montré une capacité antivirale intéressante vis-à-vis des virus nus.

Les aldéhydes, en usage interne comme en diffusion constituent un bon traitement des infections virales. Les virus sont généralement sensibles aux huiles essentielles, et de nombreuses pathologies virales ont une évolution favorable lors d'un traitement par les huiles essentielles.

Une étude a démontré l'utilité des huiles essentielles dans le traitement de l'infection par l'herpès simplex virus type 1 (HSV-1). Elle a étudié l'action des huiles essentielles d'eucalyptus radié (Eucalyptus radiata ct 1,8 cinéole L.), de tea-tree (Melaleuca alternifolia Cheel.) et de thym à thymol (Thymus vulgaris ct thymol L.), ainsi que celle de leurs composants majeurs, les monoterpènes sur le virus.

Il en ressort que l'action des huiles essentielles permet de réduire l'infection virale de 96 % et que celle des monoterpènes inhibe l'activité du virus HSV-1 de 80 %.

Ceci montre que l'activité antivirale des huiles essentielles résulte de la synergie d'action de l'ensemble des molécules aromatiques qui les constitue.

De même 12 huiles essentielles (Tea tree, basilic tropical, menthe poivrée, ravensare...) testées sur le développement de l'herpès virus de type 1 in vitro, ont montré un fort potentiel inhibiteur pour les huiles essentielles de cyprès, genévrier et basilic tropical, qui s'avèrent inhiber totalement le développement du virus.

De même l'huile essentielle de lemongrass Cymbopogon citratus D.C. a une forte action antivirale à l'encontre de ce virus.

Coriandre

Hysope couchée

Marjolaine à coquilles

ravintsara,

Tea tree

Propriétés antibactériennes

Une action antibactérienne permet d'éliminer des bactéries. Les huiles essentielles antibactériennes vont pouvoir tuer les bactéries, les empêchant ainsi de se développer et de se multiplier. Cette action a été largement étudiée par les chercheurs scientifiques. Des techniques d'exploration appelées aromatogramme proche de l'antibiogramme permettent aujourd'hui encore de mettre en évidence la sensibilité de certaines bactéries à des huiles essentielles spécifiques.

Comment les huiles essentielles agissent pour détruire les bactéries?

Elles vont en fait traverser les membranes biologiques des bactéries. Ainsi, en perturbant le métabolisme cellulaire elles vont affecter les fonctions vitales de la bactérie telles que la respiration ou encore l'équilibre ionique de la cellule. Tuer les bactéries est ce qu'on appelle une activité bactéricide.

À cette activité bactéricide s'ajoute souvent une activité bactériostatique, c'est-à-dire qui limite le développement et la multiplication des bactéries.

Les principales molécules antibactériennes sont...

Le bornéol, le carvacrol, le méthylchavicol, le citronellal, l'eugénol, le géraniol, le linalol, le menthol, le thujanol-4, l'1,8-cinéole, les citrals, le citronellol, le terpinèn-4-ol, le thymol.

Le carvacrol est une des plus puissantes molécules anti-infectieuses. On la retrouve notamment dans la plupart des Origans. Les huiles essentielles d'Origan sont d'ailleurs connues pour agir à de nombreux niveaux, ORL, respiratoire, urinaire, etc.

De plus, l'huile essentielle de Tea Tree est sans conteste l'huile anti-infectieuse par excellence. Elle agira à large spectre sur de nombreux micro-organismes : bactéries, virus, champignons, parasites, etc.

Les huiles aux propriétés antibactériennes:

Ajowan,	Lavandin super,
Basilic,	Lemongrass,
Cannelle,	Marjolaine à coquilles,
Citronnelle de Java,	Mélisse,
Estragon,	Menthe des champs,
Eucalyptus citronné,	Menthe poivrée,
Eucalyptus globulus,	Myrte rouge,
Eucalyptus radié,	Néroli,
Fenouil,	Niaouli,
Géranium rosat,	Origan compact,
Girofle,	Origan Vert,
Inule odorante,	Origan d'Espagne,
Laurier noble,	Palmarosa,
Lavande fine,	Petit grain bigarade,

Pin Sylvestre,	Sarriette des montagnes,
Ravintsara,	Tea tree,
Romarin officinal,	Thym à thujanol,
Saro,	Verveine exotique

Propriétés antifongiques

Les molécules antifongiques sont les mêmes que celles possédant des propriétés antibactériennes puissantes. Le traitement des mycoses est cependant plus long. Peuvent aussi être utilisés des alcools et des lactones sesquiterpéniques.

Cette double action antibactérienne et antifongique met en évidence l'énorme potentiel des huiles essentielles par rapport aux antibiotiques, qui peuvent généralement être responsables de l'apparition de mycoses au cours d'un traitement anti-infectieux.

Parmi les huiles essentielles utilisées citons l'origan Origanum vulgare L., la cannelle Cinnamomum zeylanicum Ness., l'arbre à thé Melaleuca alternifolia Cheel., le clou de girofle Eugenia caryophyllus (Spring.) Bull. et Harr.

Des études ont démontré l'action des huiles essentielles sur Candida albicans.

Elle a notamment démontré l'efficacité de 16 huiles essentielles et de 24 de leurs composants grâce à l'utilisation de milieux semi-solides.

Il s'avère que les huiles essentielles d'Origanum vulgare L., Satureja montana L., Mentha x piperita L., Cinnamomum zeylanicum Ness., Cymbopogon flexuosus démontrent un maximum d'activité inhibitrice sur Candida albicans après 7 jours.

Parmi les terpènes c'est le phéllandrène qui est le plus intéressant.

Le phénol le plus actif est le carvacrol.

De même l'huile essentielle d'origan est active in vitro et in vivo sur la croissance de Candida albicans lors des phases de germination et de croissance mycélienne.

Les 5 principales huiles essentielles antifongiques

Clou de girofle.

Cannelle de Chine.

Palmarosa.

Tea tree.

Géranium bourbon.

Propriétés antiseptiques

Les aldéhydes et les terpènes sont connus pour leurs propriétés désinfectantes et antiseptiques.

Ils s'opposent à la prolifération des germes pathogènes de l'environnement.

Les alcools associés au cinéole, comme c'est le cas dans l'huile essentielle d'Eucalyptus radié Eucalyptus radiata Sieber ex DC., sont très intéressants en période hivernale pour l'assainissement de l'air.

Les huiles aux propriétés antiseptiques

Benjoin	Palmarosa
Cumin	Santal blanc
Myrrhe	Bois de rose
Rose	Hélichryse italienne
Bergamote	Romarin camphré
Épinette noire	

Propriétés antiallergiques

Éternuements répétés, le nez bouché, les yeux qui pleurent, ou encore des démangeaisons? Pas de doute vous êtes allergique ! Tous ces symptômes sont caractéristiques des allergies, qui peuvent se manifester sous plusieurs formes : respiratoires, cutanées ou alimentaires.

Mais alors comment survient une allergie? L'allergie, c'est le résultat d'une hypersensibilité de l'organisme à des substances habituellement inoffensives pour la majorité des personnes.

Ces substances, appelées allergènes, se trouvent dans l'air, dans notre alimentation et dans les produits qu'on utilise quotidiennement. En présence de ces allergènes, notre système immunitaire réagit de façon inadaptée et entraine ces fameux symptômes. Ce mini guide va vous permettre d'y voir plus clair dans les molécules actives et les mécanismes d'action, des huiles essentielles aux propriétés antiallergiques.

Définition et mécanismes d'action

Une action antiallergique va agir directement sur la molécule responsable de la réaction allergique : l'histamine, on va donc parler d'action antihistaminique. L'histamine, lorsqu'elle se fixe sur les récepteurs impliqués dans l'inflammation, va entrainer plusieurs actions responsables des symptômes allergiques comme les œdèmes, les rougeurs, la congestion nasale, le larmoiement, l'encombrement des bronches et du tube digestif. Les molécules jouant un rôle antihistaminique vont donc bloquer les mécanismes responsables des réactions allergiques.

L'action antiallergique va également se faire par des mécanismes antalgiques, antiprurigineux et anti-inflammatoires, qui vont diminuer les démangeaisons et les rougeurs. L'action antiallergique va aussi comprendre les mécanismes permettant de dégager les voies respiratoires, grâce à des molécules ayant une activité mucolytique.

Les principales molécules antiallergiques sont...

Le chamazulène, l'alpha bisabolol, l'angélate d'isobutyle, le citronellal, 1,8-cinéole, le méthylchavicol, le linalol, le menthol, le sélinène, les lactones sesquiterpéniques, le camphre.

La Camomille Matricaire est l'une des huiles essentielles les plus connues pour ses propriétés antiallergiques, notamment grâce à ses molécules, le chamazulène et l'alpha bisabolol, qui vont inhiber la libération d'histamine.

Les huiles aux propriétés antiallergiques

Armoise Arborescente,

Camomille Matricaire,

Camomille Romaine,

Citronnelle de Java,

Eucalyptus Globuleux,

Eucalyptus Radiata,

Estragon,

Lavande Vraie,

Lédon du Groenland,

Menthe Poivrée,

Nigelle de Damas,

Pétasite Officinale,

Tanaisie Annuelle

Propriétés antiparasitaires

Face à la nocivité des produits antiparasitaires et insecticides, les huiles essentielles constituent une alternative naturelle et respectueuse de l'environnement. Pour éloigner les insectes, éviter les piqûres ou les soigner, ou encore pour éliminer les parasites, elles sont irremplaçables.

Capables d'éloigner les insectes et de lutter contre différents types de parasites, les huiles essentielles constituent une alternative écologique aux insecticides et aux antiparasitaires chimiques.

Les huiles essentielles contenant des phénols et des alcools monoterpéniques possèdent une action antiparasitaire puissante. Certains oxydes, tels que l'ascaridol issu de l'huile essentielle de chénopode Chenopodium ambrosioides var. antheminthicum sont très actifs contre les Ascaris.

Les 5 principales huiles essentielles antiparasitaires

Citron

citronnelle

Lavande

myrrhe

Tea tree

Propriétés insectifuges et insecticides

De nombreuses molécules sont répertoriées comme ayant une action délétère sur les insectes :

- Le citronnellal de l'eucalyptus citronné Eucalyptus citriodora Hook. et de la citronelle de Ceylan Cymbopogon nardus L.

- L'eugénol du clou de girofle Eugenia caryophyllus (Sprng.) Bull. et Harr.

- Le camphre du camphrier du japon Cinnamomum camphora L. et du romarin camphré Rosmarinus officinalis sp camphoriforum L.

- L'aldéhyde cinnamique de l'huile essentielle de cannelle de Ceylan Cinnamomum zeylacicum Ness.

Les 5 principales huiles essentielles insecticides

Cryptomeria	Lavande
Eucalyptus	thym
Géranium	

Propriétés digestives

La digestion, elle concerne chacun d'entre nous et cela au moins trois voire quatre fois par jour. Lorsque celle-ci s'accompagne de troubles, des huiles essentielles peuvent vous venir en aide.

Définition et mécanismes d'action

Une action digestive peut être de différentes sortes. Elle peut être gastro-intestinale et agir au niveau de l'estomac et des intestins pour activer ou non la digestion.

C'est l'activité spasmolytique qui est souvent mise en jeu. En effet, en intervenant sur les muscles lisses que sont l'estomac, les intestins, les huiles essentielles spasmolytiques vont agir en relaxant ou bien en contractant les parois musculaires pour favoriser la digestion.

L'activité antibactérienne peut également être mise en jeu au niveau digestif, pour éviter les fermentations bactériennes et donc les ballonnements par exemple.

L'action digestive peut également être hépatique et agir au niveau du foie en jouant sur la production et l'évacuation de bile, ce liquide qui participe à la digestion des graisses. Ici on parlera plutôt d'activités cholagogue et cholérétique.

Cholagogue signifie une activité qui favorisera l'évacuation de la bile de la vésicule biliaire vers le foie et l'intestin.

Cholérétique signifie qui favorisera directement la production de la bile par la vésicule biliaire.

Les principales molécules digestives sont...

Carvone, alpha pinène, acétate de linalyle, chamazulène, beta farnésène, acétate de terpényle, carvone, limonène, citronellal, beta-pinène, sabinène, gamma terpinène, linalol, méthylchavicol, trans anéthol, zingibérène, sabinène, citrals, beta phellandrène, menthol, menthone, patchoulol, patchoulène

Parmi les huiles essentielles à activité digestive, on retrouve l'Estragon qui de par sa composition en méthylchavicol saura agir sur les sécrétions digestives afin de faciliter la digestion.

Les huiles aux propriétés digestives

Aneth,

Angélique,

Bergamote sans bergaptène,

Bergamote,

Camomille Matricaire,

Cardamome,

Carvi,

Citron,

Combava,

Coriandre Graines,

Criste Marine,

Estragon,

Fenouil Doux,

Gingembre,

Lédon du Groenland,

Lemongrass,

Livèche,

Mandarine Verte,

Mélisse,

Menthe poivrée,

Menthe verte,

Muscade,

Néroli,

Orange Douce,

Patchouli,

Pin Douglas,

Poivre Noir,

Verveine Odorante

Propriétés anti-inflammatoires

L'inflammation survient à n'importe quel niveau du corps suite à un traumatisme, qu'il soit cutané, musculaire, articulaire... Les mécanismes d'action des huiles essentielles ainsi que des molécules mises en jeu lors de cette action sont présentés tout au long de ce guide.

Définition et mécanismes d'action

Une action anti-inflammatoire permet de soulager une inflammation. Une inflammation est un processus complexe induit par une infection ou un traumatisme au niveau de l'organisme (musculaire, articulaire, circulatoire, etc.).

Premièrement, c'est en modulant la réponse immunitaire que les huiles essentielles anti-inflammatoires vont agir. Indirectement, en activant le système immunitaire, les huiles essentielles vont favoriser par exemple l'élimination du foyer infectieux et donc réduire l'inflammation.

Deuxièmement, c'est en générant un réchauffement local que l'on appelle aussi hyperémie que les huiles essentielles vont pouvoir réduire l'inflammation. En effet, le réchauffement va causer une accélération du flux sanguin et donc l'arrivée massive de globules blancs au niveau de l'inflammation. Le système immunitaire sera ensuite, là encore, mis en jeu.

Les principales molécules anti-inflammatoires sont...

linalol, citronellal, néral, géranial, cinéole, B caryophyllène, A bisabolol, terpène 4 ol, acétate de linalyle, chamazulène, eugénol, salicylate de méthyle, aldéhydes, terpènes, ester, monoterpènes.

Parmi les huiles essentielles anti-inflammatoires, on retrouve en tête de file la Gaulthérie Odorante. Composée à plus de 98 % de salicylate de méthyle, cette huile essentielle sera efficace pour de nombreux rhumatismes, tendinites, crampes et autres douleurs tendino-musculaires.

Différentes molécules aromatiques possèdent une activité anti-inflammatoire.

Les aldéhydes peuvent notamment agir par voie externe ou interne.]. C'est le cas du chamazulène des camomilles qui contiennent également de l'α-bisabolol qui possède des propriétés similaires.

Par voie interne, certains aldéhydes comme le citral, le citronellal, le cuminal, possèdent des propriétés immunomodulantes.

Le chamazulène possède aussi une action antihistaminique très intéressante dans le traitement de l'asthme allergique.

Les huiles aux propriétés anti-inflammatoires

Bergamote,	Hélichryse Italienne,
Camomille Matricaire,	Laurier noble,
Camomille romaine,	Lavande aspic,
Citronnelle de java,	Lavande fine,
Combava,	Menthe verte,
Encens,	Sapin de sibérie
Eucalyptus citronné,	Sauge sclarée,
Gaulthérie odorante,	Tanaisie annuelle,
Gingembre,	Verveine citronnée,

Propriétés cicatrisantes

Depuis des millénaires, les Égyptiens et les Indiens d'Amazonie, utilisaient des baumes à base d'huiles essentielles pour panser leurs plaies.

Les cétones ont un pouvoir cicatrisant important, elles accélèrent la vitesse de réparation tissulaire, comme c'est le cas de lavande vraie Lavandula angustifolia Mill.

De plus les huiles essentielles de camomille, citron, géranium, millepertuis, romarin et sauge sont cicatrisantes tant au niveau de la peau que des tissus profonds tels que les muqueuses et les organes.

Les huiles essentielles et plus précisément certaines molécules comme l'alpha-pinène, le linalol ou le béta-caryophyllène ont une action sur les kératinocytes de l'épiderme en augmentant la réparation tissulaire. Elles maintiennent également l'asepsie tout en inhibant l'inflammation ce qui favorise la cicatrisation.

Définition et mécanisme d'action

Une action cicatrisante est une action qui permet une meilleure cicatrisation de la peau.

La cicatrisation va être permise par certaines molécules telles que l'alpha-pinène, le géraniol et le linalol, le béta-caryophyllène ou encore le patchoulol appartenant respectivement aux familles des carbures monoterpéniques, des alcools monoterpéniques, des carbures sesquiterpéniques et des alcools sesquiterpéniques. Ces molécules vont agir en stimulant la synthèse des cellules de la peau appelées kératinocytes pour les régénérer, favorisant leur prolifération et ainsi aider à la cicatrisation.

La cicatrisation sera donc facilitée et accélérée.

Les principales molécules cicatrisantes sont...

alpha-pinène, béta-italidiones, curzérène, patchoulol, alpha bisabolol, géraniol, linalol, acétate de linalyle, béta caryophyllène, camphre, alpha-atlantones, beta-atlantones

Parmi les huiles essentielles à activité cicatrisante, on retrouve le Ciste qui de par sa composition en alpha-pinène et cétones monoterpéniques saura agir sur les plaies pour avoir de belles cicatrices et pourra peut-être les faire disparaître selon la blessure.

Les huiles aux propriétés cutanées cicatrisantes

Camomille Matricaire,	Lavande Vraie,
Cèdre de l'Atlas,	Lavandin Super,
Ciste,	Menthe Verte
Encens,	Millepertuis,
Géranium Rosat,	Myrrhe,
Hélichryse Italienne,	Palmarosa,
Lavande Aspic,	Patchouli,
Lavande Fine,	

Propriétés spasmolytiques

Définition et mécanismes d'action

Une action spasmolytique est utile contre les contractions involontaires des muscles lisses, c'est-à-dire les muscles qu'on ne peut contrôler... En empêchant ces contractions, l'action permettra de détendre les muscles.

L'action spasmolytique peut être de type neurotrope et/ou musculotrope.

Les antispasmodiques neurotropes ont pour particularité d'agir sur les neurotransmetteurs, ces substances qui permettent de faire passer des messages à travers le système nerveux. Les antispasmodiques vont en effet permettre de stopper l'action de l'acétylcholine, cette molécule qui normalement se fixe sur des récepteurs du muscle lisse et entraîne la contraction musculaire. De cette manière, les muscles ne seront plus dépendant de l'acétylcholine ce qui provoquera un relâchement de ceux-ci.

Les antispasmodiques musculotropes vont agir directement sur les muscles. En se fixant aux membranes des cellules musculaires, les molécules antispasmodiques vont ainsi perturber les échanges des ions calcium, ce qui empêchera la contraction musculaire et donc détendra le muscle !

À savoir que cette action sera également efficace pour gérer le stress et le sommeil.

Les principales molécules spasmolytiques sont...

des alcools monoterpéniques (citronnellol, eugénol, menthol, alpha terpinéol, linalol, etc.), des carbures monoterpéniques (limonène, béta phelladrène, sabinene, etc.), des cétones monoterpéniques (menthone, carvone, pinocarvone), des coumarines (esculétine, visnadine), des esters monoterpéniques (salicylate de méthyle, benzoate de benzyle, acétate de benzyle, acétate de bornyle, acétate de linalyle, acétate de menthyle, acétate de terpényle, angélate d'isoamyle, angélate d'isobutyle, angélate d'isopétasyle, formiate de citronellyle, formiate de géranyle), des phénols (thymol, chavicol, eugénol, etc.).

Par exemple, l'angélate d'isobutyle présent à près de 40 % dans l'huile essentielle de Camomille Romaine, confère à cette huile ses propriétés calmantes et relaxantes faisant d'elle une excellente alliée pour trouver le sommeil et calmer les angoisses.

De plus, l'ensemble des esters retrouvés dans l'huile essentielle de Khella (2-méthylbutyrate d'isoamyle, isobutyrate d'amyle, valérate d'amyle) aura une action spasmolytique très puissante notamment au niveau de la sphère bronchique. Cette huile essentielle sera très utile contre les crises d'asthme.

Deux familles, les éthers et les esters constituent de bons antispasmodiques.

Les éthers sont puissants et constants dans leur action. Les esters sont surtout calmants et anti-inflammatoires avec une action antispasmodique plus discrète.

Les huiles essentielles de menthe Mentha sp, de carvi Carum carvi L. ou de coriandre Coriandrum sativum L. qui agissent en augmentant la sécrétion gastrique et en augmentant l'élimination des gaz peuvent également être utilisées.

Huiles essentielles antispasmodiques

Aneth,	Laurier noble,
Basilic,	Lavande fine,
Camomille romaine,	Lavandin super,
Cardamone,	Menthe poivrée,
Estragon,	Petit grain bigarade,
Fenouil,	Sapin de sibérie,
Gaulthérie odorante,	Sarriette des montagnes,
Genévrier,	Sauge sclarée,
Géranium rosat,	Ylang-ylang complète.
Khella,	

Calmantes, anxiolytiques et hypnotiques

Le stress est un signal d'alarme de notre organisme. Ainsi, dès les premiers signes, il est important de les prendre en compte. Agitation, augmentation du rythme cardiaque, sueur, main moite, boule au ventre, puis anxiété, angoisse, fatigabilité peuvent conduire à un épuisement total de l'organisme. Pour ce faire, les huiles essentielles sont très utiles et peuvent soulager bien des maux psychiques.

Définition et mécanismes d'action

Une action anxiolytique permet d'agir directement au niveau du système nerveux en bloquant les mécanismes à l'origine des manifestations du stress.

En fait, lorsque vous êtes stressés, c'est une manifestation de votre corps face à une situation donnée qui vous pousse à vous adapter. Dès lors, votre système nerveux intervient et ordonne la sécrétion d'hormones telles que le cortisol et la corticostérone afin de stimuler l'organisme et mettre à disposition l'ensemble des réserves énergétiques du corps pour faire face à l'agression (constatée ou non).

Ponctuellement, le stress est bénéfique, mais si une situation stressante perdure (stress au travail, à la maison...) le corps s'épuise à réagir inutilement et devient vulnérable, pouvant entrainer anxiété et les troubles qui vont avec... Enfin, la crise d'angoisse est le stade ultime du trouble anxieux.

Pour agir, les molécules des huiles essentielles interagissent avec les neuromédiateurs pour la transmission nerveuse, ce qui régule positivement le système nerveux. Cette action directement au cœur du système nerveux central induit un effet calmant et relaxant, que ce soit sur le corps (effet spasmolytique) ou l'esprit (anxiolytique).

Par ailleurs, l'appréciation olfactive personnelle joue un rôle très important dans la gestion du stress. Par exemple, l'odeur d'agrumes aide à retrouver peps et bonne humeur tandis que les essences de conifères (sapin...) permettent de retrouver puissance et vitalité.

Les principales molécules anxiolytiques sont...

Les esters (acétate de linalyle, angélate d'isobutyle, angélate d'isoamyle...) et les alcools monoterpéniques (linalol, géraniol, alpha-terpinéol...) qui présentent une action spasmolytique, anxiolytique et facilitent le sommeil. Les carbures monoterpéniques (limonène) sont également calmants.

Pour une action plus sédative, on recherche les huiles essentielles contenant : des citrals (aldéhydes monoterpéniques à odeur citronnée) tels que le néral ou le géranial, du linalol (alcool monoterpénique), des dérivés azotés (anthranylate de méthyle, ester azoté) ou des esters monoterpéniques.

Plusieurs molécules sont calmantes et aident à faciliter le sommeil :

- Les aldéhydes terpéniques comme le citral de la mélisse officinale Melissa officinalis L. et de la verveine citronnée Litsea citrata.

- Les éthers et les esters comme l'acétate de linalyle de la lavande vraie Lavandula angustifolia Mill. - Les alcaloïdes terpéniques de la racine d'angélique Angelica archangelica L.

- Le couple 1,8-cinéole et terpinéol du ravensare Ravensara aromatica Sonn. facilite l'endormissement.

- L'anthranylate de méthyle des feuilles et zestes de mandarine Citrus reticulata Blanco ont des propriétés anxiolytiques.

Les huiles aux propriétés anxiolytiques

Angélique officinale,	Camomille Romaine,
Bergamote,	Encens,
Bois de Hô,	Laurier Noble,

Lavande fine,

Lemongrass,

Mandarine verte,

Marjolaine à coquilles,

Mélisse officinale,

Néroli,

Orange douce,

Petit Grain Bigarade,

Sauge sclarée,

Verveine Exotique,

Verveine Odorante,

Ylang Ylang Complète

Analgésiques, antalgiques, anesthésiques

Ces propriétés se retrouvent chez un grand nombre d'huiles essentielles.

Douleurs digestives, migraines, douleurs musculaires, douleurs dentaires... Certaines huiles essentielles peuvent remédier à l'ensemble de ces tracas quotidiens. Elles sont toutes spécifiques d'une zone corporelle.

Définition et mécanismes d'action

Les termes antalgiques et analgésiques peuvent être quelquefois confondus, puisque la différence entre ces deux termes est assez subtile.

• Une action antalgique permet d'atténuer une douleur ressentie.

• Une action analgésique elle, va absolument inhiber la douleur, elle sera utilisée contre des douleurs plus intenses.

Au sein de ce groupe d'actions ciblant la douleur, on retrouve également les propriétés anesthésiantes. Cette anesthésie locale va bloquer la transmission des signaux nerveux, provoquant ainsi une analgésie et même une paralysie musculaire locale.

Différents mécanismes d'action existent, la douleur peut-être inhibée soit par une sensation de froid, de chaud ou en inhibant la transmission d'un stimulus douloureux.

Une anesthésie par le froid, comme c'est le cas par exemple pour la Menthe Poivrée, va stimuler des récepteurs au froid et avoir un effet vasoconstricteur. En effet, c'est en anesthésiant en partie une zone par l'action du froid que cette huile permet d'atténuer la douleur. À l'inverse, une sensation de chaleur va provoquer une vasodilatation et une légère anesthésie locale. Finalement, certaines molécules vont agir sur des récepteurs responsables de la sensation de douleur. En inhibant cette transmission des informations, on obtient une action anesthésiante locale.

Les principales molécules antalgiques sont...

Le citronnellal, le linalol, le camphre, le menthol, l'acétate de menthyle, de linalyle, de bornyle, l'eugénol, les citrals, le paracymène, les carbures sesquiterpéniques (chamazulène, caryophyllène...), le salicylate de méthyle, etc.

Pour donner des exemples, l'eugénol contenu dans l'huile essentielle de Clou de girofle est spécifique des douleurs dentaires. Le menthol quant à lui présent dans la Menthe Poivrée est associé aux douleurs céphaliques.

L'eugénol du clou de girofle Eugenia caryophyllus (Sprng.) Bull. et Harr. Sont utilisées dans le traitement des algies dentaires.

Le menthol est efficace contre les céphalées ou un traumatisme local.

L'azulène de l'huile essentielle de camomille Chamaemelum nobile L. est utilisé pour calmer le prurit cutané.

Toutes les molécules rubéfiantes telles que les phénols et les aldéhydes, ont des actions globales sédatives, soporifiques ou préanesthésiques.

Les huiles aux propriétés analgésiques, antalgiques, anesthésiques

Ajowan,	Clou de girofle,
Basilic,	Combava,
Camomille romaine,	Coriandre graines,

Curcuma,

Eucalyptus citronné,

Fenouil doux,

Galbanum,

Gaulthérie odorante,

Hélichryse de Madagascar,

Laurier noble,

Lavande Aspic,

Lavande fine,

Lavandin super,

Lédon du Groenland,

Marjolaine à coquilles,

Menthe des champs,

Menthe poivrée,

Muscade,

Petit grain Bigarade,

Poivre noir,

Romarin à Camphre,

Romarin à Verbénone,

Sapin Baumier,

Sarriette des montagnes,

Sauge à feuilles de Lavande,

Verveine exotique

PROPRIÉTÉS IMMUNOSTIMULANTES

Les jours qui raccourcissent, une météo un peu trop changeante à notre goût, un petit coup de fatigue ou de stress... Tout autant de petites choses qui peuvent déstabiliser notre organisme. Des huiles essentielles immunostimulantes nous aident à préparer notre système immunitaire pour mieux anticiper les petits aléas du quotidien.

Définition et mécanismes d'action

Le système immunitaire joue un rôle capital dans la défense naturelle, mais son activation excessive ou inappropriée peut avoir des conséquences néfastes pour notre organisme. La modulation du système immunitaire (« immunomodulation »), s'applique à diminuer les réponses excessives ou, à l'inverse, à renforcer les réponses insuffisantes de ce système à l'aide de différents mécanismes mettant en jeu des cellules (lymphocytes, macrophages...), des protéines (interleukines, immunoglobulines) ou des substances actives naturellement produites par notre corps. C'est au niveau de ces divers mécanismes que les huiles essentielles immunomodulantes vont agir : en stimulant l'activité des cellules de l'immunité et la production d'anticorps, elles préviennent la détresse ou rétablissent l'équilibre de notre système immunitaire.

Les principales molécules immunostimulantes sont...

Le bornéol, l'eucalyptol (1-8 cinéole), le terpinène-1-ol-4, le carvacrol, le thymol, le thujanol, l'eugénol, l'alpha-terpinéol.

Par exemple, la concentration en alpha-terpinéol, en terpinène-1-ol-4, en linalol et en 1,8-cinéole du Ravintsara confère à cette huile d'excellentes propriétés immunostimulantes, pour son action sur les glandes surrénales, actrices de la réponse immunitaire. Le bornéol et le carvacrol contenus dans le Thym à feuilles de sarriettes sont de puissants immunomodulateurs, alliés de notre bonne santé en hiver comme en été.

Les huiles aux propriétés immunostimulantes

Ciste	Tea tree,
Eucalyptus radié,	Thym à feuilles de sarriette,
Eucalyptus smithii,	Thym à thujanol,
Hélichryse de Madagascar,	Verge d'Or,
Ravintsara,	Vétiver,
Saro,	Ylang-ylang III,
Sarriette des Montagnes,	

Action antihypertensive

Lorsque la pression du sang sur les parois des artères est trop forte, on parle d'hypertension. Des diurétiques (médicaments pour éliminer l'eau) sont souvent donnés en traitement en plus de médicaments ayant pour rôle de dilater les artères. Les huiles essentielles, en complément d'un suivi médical adapté, peuvent aider à diminuer la pression artérielle.

L'hypertension artérielle sévit de plus en plus, il est important pour nous de trouver des moyens non seulement pour la traiter, mais aussi de la prévenir. L'hypertension est très fréquente et touche près de 14 millions de personnes en France, dont 10 millions seraient sous traitement. Si de vivre avec un mode de vie saine (pas de tabac, alimentation saine, mode de vie actif) est un facteur crucial pour maintenir l'hypertension artérielle à distance, il peut être bénéfique d'avoir recours aux huiles essentielles dans votre quotidien, afin de réduire naturellement votre tension artérielle.

EFFETS NÉFASTES DE L'HYPERTENSION ARTÉRIELLE

La tension artérielle est mesurée à l'aide de deux chiffres :

La pression artérielle d'un patient est déterminée par la pression systolique (pression artérielle maximale) sur la pression diastolique (pression minimale). Lorsque la pression sanguine d'un patient est élevée, cela signifie que son cœur travaille trop fort pour distribuer son sang, ce qui lui laisse bien peu de temps pour se détendre, ce qui entraîne un stress excessif sur le muscle qui peut mener à une crise cardiaque. Une tension artérielle est dite « normale » quand elle est de 14/9 (soit 140/ 90 mmHg)/ Passé de seuil, on parle donc d'hypertension artérielle, elle survient quand la pression artérielle systolique dépasse le chiffre 14 et quand la pression diastolique dépasse le chiffre 9.

Bien qu'il n'y ait pas une seule cause de l'hypertension artérielle, il existe de nombreux facteurs de risque dont :

- L'inactivité
- Le tabagisme
- Un régime alimentaire riche en sodium et pauvre en produits frais, en potassium et magnésium
- La consommation d'alcool
- La caféine à haute dose
- L'obésité
- Le stress émotionnel

Bien que les habitudes de vie puissent être modifiées, la génétique ne le peut pas, tout comme l'âge, qui peut aussi être un facteur d'hypertension artérielle. D'autres troubles, comme l'apnée du sommeil et les troubles rénaux, peuvent aussi faire augmenter la pression artérielle. Il existe plusieurs médicaments sous ordonnance qui visent à traiter les symptômes de l'hypertension artérielle. Certaines prescriptions ont pour effet de réduire la constriction des vaisseaux sanguins, tandis que d'autres augmentent les sels et le liquide que le corps du patient expulse, ce qui détend les vaisseaux sanguins.

Certains médicaments ralentissent même le rythme cardiaque.

Bien que ces médicaments puissent être utiles, ils ne sont pas sans effets secondaires. Certains peuvent entraîner une toux persistante, d'autres des étourdissements, la goutte et l'impuissance. Pour cette raison, il est important de considérer ces médicaments comme agents de guérison temporaires, plutôt que comme un remède à proprement parlé contre l'hypertension artérielle.

Un changement de mode de vie aura un impact plus important sur l'amélioration de votre tension artérielle, vous aurez bien plus à gagner d'augmenter votre niveau d'exercice, de diminuer vos niveaux de stress et de maintenir un poids adéquat.

Avec les risques et les effets secondaires des médicaments d'ordonnance, de nombreuses personnes se tournent vers les remèdes naturels et les traitements préventifs de l'hypertension artérielle, c'est dans ce registre que s'inscrivent les huiles essentielles, et voici les meilleures à utiliser pour combattre l'hypertension artérielle.

Les citrals, les coumarines et certains esters présentent une action antihypertensive.

Notons que les huiles essentielles d'Ylang-ylang Cananga odorata(Lam) Hook.f. & Thomson, d'origan marjolaine Origanum majorana L. et de mandarinier Citrus reticulata Blanco ont une action hypotensive.

Propriétés cardio-vasculaires Action antiarythmiques

Certains esters de l'Ylang-ylang Cananga odorata(Lam) Hook.f. & Thomson, ainsi que l'acétate de bornyle de l'inule odorante Inula graveolens L. sont de bons régulateurs du rythme cardiaque.

Propriétés circulatoires

Action phlébotonique et lymphotonique

Certaines molécules aromatiques comme les diterpènes, les diterpénols (sempervirol), les sesquiterpènes (cédrène, cadinène...) et les sequiterpénols (cédrol) permettent d'activer la circulation veineuse.

On peut citer les huiles essentielles de cyprès Cupressus sempervirens L., de genévrier Juniperus communis L. comme tonique circulatoire.

L'huile essentielle de lentisque pistachier Pistacia lentiscus L. possède des propriétés vasoconstrictrices très utiles sur les varicosités.

Action hyperémiante

Les aldéhydes terpéniques activent la circulation locale par leur action tissulaire irritante.

C'est le cas de l'huile essentielle de gaulthérie Gaultheria procumbens L.

Actions anticoagulantes, fibrinolytique et hémostatique

La circulation s'applique aux différents liquides présents dans notre organisme et particulièrement le sang et la lymphe. Une mauvaise circulation peut contribuer à des petits désagréments comme les jambes lourdes, les saignements du nez, la couperose, mais aussi des plus graves tels que les œdèmes lymphatiques.

Les propriétés circulatoires sont apportées par des molécules contenues dans de nombreuses huiles essentielles.

Définition et mécanisme d'action

Une action circulatoire induit la vasodilatation ou la vasoconstriction des vaisseaux sanguins et lymphatiques.

La vasodilatation se définit par l'augmentation du diamètre des vaisseaux grâce au relâchement des muscles lisses présents dans leur paroi ce qui provoque la diminution de la pression artérielle. La vasoconstriction, au contraire permet la diminution de leur diamètre en augmentant la contraction de ces muscles et a pour finalité l'élévation de la pression artérielle.

Quand la circulation est trop lente, le sang et la lymphe peuvent stagner formant varices et œdèmes, tous deux aussi impliqués dans la sensation de jambes lourdes. Le système circulatoire va être tonifié grâce à des molécules vasoconstrictrices comme les carbures et esters monoterpéniques. Par contre quand la circulation est trop forte, lors de bleus ou d'hypertension par exemple, elle est ralentie par des molécules vasodilatatrices telles que les aldéhydes et alcools monoterpéniques.

Les principales molécules circulatoires sont...

Alpha-pinène, myrcène, limonène, gamma-curcumène, citrals, menthol, eugénol, terpinèn-4-ol, méthylchavicol, citronellol

parmi les huiles essentielles possédant des propriétés circulatoires, nous pouvons citer l'huile d'Hélichryse Italienne qui contient de l'alpha-pinène appartenant à la famille des carbures monoterpéniques et qui présente des effets toniques et décongestionnants de la circulation sanguine.

Les coumarines sont des molécules possédant une puissante activité anticoagulante et fibrinolytique, et ce retrouve à l'état de traces dans les huiles essentielles de cannelier de Ceylan Cinnamomum verum J.Presl, cannelier de Chine Cinnamomum cassia Ness et de Citrus.

Les β-diones de l'huile essentielle d'hélichryse Helichrysum italicum Guss., permettent en application externe, la prévention et la résorption des hématomes.

Les composés di- et sesquiterpéniques du géranium Pelargonium sp sont hémostatiques et permettent d'arrêter les hémorragies.

Les huiles aux propriétés circulatoires

Hélichryse Italienne,	Marjolaine à coquilles,
Ciste,	Eucalyptus Citronné,
Cyprès de Provence,	Genévrier,
Gingembre,	Lentisque
Basilic,	Pistachier,
Clou de Girofle,	Patchouli,
Menthe Poivrée,	Myrte Rouge
Pin Sylvestre,	

Propriétés endocriniennes

Hormon-like, oestrogen-like, cortison-like... des noms barbares qui en terrifient plus d'un. Il est temps de passer aux explications.

Les huiles essentielles sont composées de molécules agissant à différents niveaux de notre organisme. En fonction de la structure de ces molécules, une activité spécifique de celle-ci permettra d'agir au niveau d'un système, d'un organe, d'un tissu particulier.

Le système hormonal ou système endocrinien peut lui aussi être régulé par des molécules aromatiques présentes dans certaines huiles essentielles.

Dans certains cas cela pourra être très bénéfique pour l'organisme et présenter des intérêts particuliers ciblés (système hormonal féminin, problème diabétique, etc.). Cependant, dans des cas de pathologies dépendantes des hormones (hormono-dépendantes), certaines recommandations sont à considérer...

Certaines huiles essentielles exercent une action régulatrice sur les glandes endocrines :

- Action œstrogène-like, avec des huiles essentielles contenant des structures apparentées à la folliculine comme le sclaréol et le trans-anéthole du fenouil doux Foeniculum vulgare var. dulce L.

- Action cortisone-like avec les huiles essentielles de pin sylvestre Pinus sylvestris L. et de l'épinette noire Picea mariana Mill.

- Action antithyroïdienne avec les huiles essentielles de myrrhe Commiphora myrrha (Ness) Engl. et de petit calament de montagne Calamintha nepeta spp. nepeta L.

- Action surrénalienne avec l'huile essentielle de verveine odorante Lippia citriodora Kunth.

Précautions générales d'utilisation des huiles essentielles en cas de pathologies hormono-dépendantes

"Je suis atteinte (ou j'ai été atteinte) d'une maladie hormono-dépendante ou je suis actuellement un traitement hormonal, quelles précautions dois-je prendre avant d'utiliser des huiles essentielles ?"

Avant de se lancer dans des recommandations à ne pas négliger, quelques rappels et connaissances physiologiques sont bons à prendre...

TOUT D'ABORD, QU'EST-CE QU'UNE HORMONE?

Une hormone est une substance sécrétée par notre organisme dans le but de transmettre un message à un organe cible. Pour agir, l'hormone va se fixer, telle une pièce à son puzzle, sur un récepteur spécifique. Une fois l'hormone fixée, le message est envoyé... Une fois le message reçu par l'organe ciblé, celui-ci agira en conséquence...

Vous connaissez d'ailleurs bon nombre d'hormones qui agissent quotidiennement pour assurer le bon fonctionnement de votre corps.

Par exemple, après chacun de vos repas, le taux de sucre dans le sang va augmenter. L'hormone appelée insuline va détecter ce changement. Elle va donc être sécrétée par le pancréas afin d'envoyer un message au foie notamment. Le foie va alors comprendre qu'il doit diminuer le taux de sucre dans le sang. Un taux de sucre dans le sang trop élevé pourrait avoir des conséquences négatives sur votre organisme, notamment au niveau du système cardio-vasculaire.

Donc, insuline = message pour diminuer le taux de glucose dans le sang.

Autre exemple, la bien connue testostérone. Chez l'homme, cette hormone est produite au niveau des testicules et des glandes surrénales. Elle va permettre la maturation des jeunes spermatozoïdes et l'apparition des caractères sexuels secondaires que sont la voix qui mue, une pilosité plus développée, la taille des testicules et du pénis qui s'accroît.

Donc, testostérone = à la puberté, message pour que l'homme se développe ! Oui, mais pas que...

Vous l'avez donc compris, les hormones sont des messagers primordiaux pour le bon fonctionnement de votre organisme.

ENSUITE, EN QUOI UNE MALADIE PEUT-ELLE ÊTRE HORMONO-DÉPENDANTE?

Comme on l'a vu précédemment, le système hormonal ou endocrinien est très important puisqu'il régule et coordonne de nombreuses fonctions essentielles de l'organisme (croissance, développement, métabolisme, comportement, etc.).

Ainsi, un grand nombre d'organes sont régulés normalement par des hormones.

Or, le système endocrinien peut être perturbé par une stimulation anormale des organes par des hormones provenant de l'extérieur (ce sont les fameux perturbateurs endocriniens !).

Lorsque ce système endocrinien est perturbé, la quantité d'hormone produite peut être supérieure ou inférieure à la normale. Ainsi, lorsque l'on s'éloigne de cette normalité, on tombe dans un état pathologique, c'est-à-dire un état de santé relatif à la maladie.

C'est notamment le cas de cancers affectant des organes régulés par les hormones.

On parle alors de cancers dépendants des hormones ou (à l'anglaise) hormono-dépendants ;). On parle ici des ovaires, de la prostate, de l'utérus, des seins, de la thyroïde, etc.

Dans ces cas pathologiques, la croissance puis le développement des tumeurs sont en grande partie stimulés par les hormones.

Les hormones vont se fixer aux cellules tumorales possédant des récepteurs spécifiques et ainsi stimuler leur multiplication. Ces hormones favorisent donc le développement d'une tumeur.

C'est pourquoi dans certains cas, un traitement appelé hormonothérapie est conseillé. La stratégie est alors la suivante : soit bloquer la production des hormones responsables, soit bloquer l'action des hormones directement au niveau de la tumeur.

D'autres pathologies, autres que des cancers, sont dites hormonaux dépendantes. On parle alors ici des pathologies touchant par exemple la thyroïde (hypo ou hyperthyroïdie), l'utérus (endométriose, adénomyose), etc.

FINALEMENT, EN QUOI CERTAINES HUILES ESSENTIELLES SONT À PROSCRIRE EN CAS DE PATHOLOGIES HORMONO-DÉPENDANTES?

Les huiles essentielles sont, rappelons-le, des substances composées de nombreuses molécules chimiques capables d'agir au niveau de notre organisme.

Certaines de ces molécules possèdent une structure similaire à des structures d'hormones.

Ainsi, une molécule telle que le sclaréol, présent dans l'huile essentielle de Sauge Sclarée, aura une structure proche de l'hormone appelée œstrogène.

Ainsi, cette molécule pourra se fixer sur les récepteurs normalement spécifiques de l'œstrogène et donc se comporter comme l'œstrogène : on parle de substance oestrogen-like.

Ainsi, vous comprenez bien en lisant tout ça que, si des pathologies se développent à cause des hormones, il est formellement interdit d'utiliser des huiles essentielles contenant des molécules mimant les effets des hormones.

CERTAINES HUILES ESSENTIELLES HORMON-LIKE, OESTROGEN-LIKE OU CORTISON-LIKE SONT TOUT DE MÊME BÉNÉFIQUES, DANS QUELS CAS?

En revanche, la capacité de certaines molécules à mimer l'action d'hormones peut avoir de réels intérêts sur l'organisme.

Par exemple, l'huile essentielle de Sauge Sclarée, en mimant l'effet de l'œstrogène, aura des effets bénéfiques lors de la pré ménopause et de la ménopause.

En effet, elle permettra de lutter contre les bouffées de chaleur ou encore contre les règles irrégulières en régulant le système hormonal. Autre exemple, l'huile essentielle de Myrte vert est connue en tant que stimulante thyroïdienne. Elle pourra donc être conseillée après avis médical en cas d'hypothyroïdie.

LES HUILES ESSENTIELLES HORMON-LIKE

Ces huiles essentielles sont composées de molécules pouvant mimer l'action de différentes hormones de l'organisme. Elles sont donc à proscrire en cas de pathologies hormono-dépendantes.

Ciste	Myrte Rouge
Cyprès de Provence	Thym à thujanol
Genévrier	Verveine Odorante

LES HUILES ESSENTIELLES OESTROGEN-LIKE

Ces huiles essentielles sont composées de molécules pouvant mimer l'action de l'œstrogène dans l'organisme. Elles sont donc à proscrire en cas de pathologies dépendantes de l'œstrogène.

Basilic	Menthe Poivrée
Cade	Menthe Verte
Camomille Matricaire	Muscade
Camomille Sauvage	Nard de l'Himalaya
Cèdre de l'atlas	Niaouli
Criste Marine	Patchouli
Fenouil Doux	Sauge Sclarée
Hélichryse de Madagascar	

LES HUILES ESSENTIELLES CORTISON-LIKE

Ces huiles essentielles sont composées de molécules pouvant mimer l'action de la cortisone dans l'organisme. Elles sont donc à proscrire en cas de pathologies dépendantes de la cortisone.

Aneth,

Angélique,

Bergamote sans bergaptène,

Bergamote,

Cajeput,

Camomille sauvage,

Carvi,

Ciste,

Citron,

Coriandre Graine,

Criste Marine,

Encens,

Épinette Noire,

Eucalyptus Globulus,

Eucalyptus Smithii,

Galbanum,

Hélichryse de Madagascar,

Hélichryse Italienne,

Lédon du Groenland,

Lentisque Pistachier,

Livèche,

Mandarine Verte,

Marjolaine à Coquilles,

Menthe Verte,

Myrte verte,

Néroli,

Orange Douce,

Origan Compact,

Origan d'Espagne,

Origan Vert,

Pamplemousse,

Pin Douglas,

Pin Sylvestre,

Poivre Noir,

Pruche,

Romarin à Camphre,

Romarin à Cinéole,

Romarin à Verbénone,

Sapin Baumier,

Sapin de Sibérie,

Saro,

Sarriette des montagnes,

Sauge à Feuilles de lavande,

Tanaisie Annuelle,

Tea Tree,   Thym à Thymol,

Térébenthine,   Verge d'Or.

Thym à feuilles de Sarriette,

Propriétés respiratoires

Les huiles essentielles riches en 1,8 cinéole sont connues pour leur action expectorante , comme l'eucalyptus globuleux Eucalyptus globulus, le romarin à cinéole Rosmarinus officinalis ct cinéole, de ravintsara Cinnomomum camphora ct 1,8-cinéole.

Les cétones et les lactones (verbénone, thujone, menthone, carone...) ont des propriétés mucolytiques.

Il est indispensable de dissoudre les éventuelles mucosités sécrétées lors d'affection broncho-pulmonaires afin de laisser à d'autres huiles essentielles la possibilité de détruire les germes pathogènes séquestrés par le mucus.

PROPRIÉTÉS MUCOLYTIQUES

Rhume, bronchite, toux... Ces maux que l'on connait tous et qui nous on fait défaut un jour ou l'autre. Des huiles essentielles mucolytiques nous aident à éliminer le mucus produit par les muqueuses respiratoires.

Définition et mécanismes d'action

Une action mucolytique permet de dégager les voies respiratoires en favorisant la sécrétion du mucus.

C'est en fluidifiant le mucus que les huiles essentielles mucolytiques favoriseront son élimination. La fluidification est réalisée via les molécules mucolytiques qui vont en fait lyser c'est-à-dire couper les liaisons chimiques, des mucines entre elles. Les mucines sont les protéines entrant dans la composition du mucus. Ainsi, on diminuera la viscosité du mucus et on augmentera le volume du mucus pour une meilleure expectoration.

Cette fluidification du mucus sera donc accompagnée de son élimination et donc par ce biais de l'élimination des germes présents en quantité à l'intérieur. Cette action mucolytique s'accompagne donc très souvent d'une action anti-infectieuse.

Les principales molécules mucolytiques sont...

La carvone, 1,8-cinéole, l'alpha pinène, le camphre et la verbénone.

Par exemple, la concentration en 1,8-cinéole et alpha pinène de l'Eucalyptus Radiata confère à cette huile essentielle d'excellentes propriétés expectorante et mucolytique recherchées notamment pour les toux grasses, les bronchites ou encore les rhumes. C'est également le cas du Romarin à Camphre qui appliqué sur le thorax et le cou permettra la fluidification du mucus.

Les huiles aux propriétés mucolytiques

Aneth, Cardamome,

Carvi,

Encens,

Eucalyptus Radiata,

Eucalyptus Smithii,

Hélichryse Italienne,

Inule Odorante,

Laurier Noble,

Lavandula Stoechas,

Menthe Verte,

Myrthe Rouge,

Niaouli,

Origan Compact,

Pin Douglas,

Pin Sylvestre,

Poivre Noir,

Romarin à Camphre,

Romarin à Cinéole,

Romarin à Verbénone,

Saro,

Sauge à Feuilles de Lavande,

Térébenthine

MODULE 7
TOXICITÉS DES HUILES ESSENTIELLES

Huiles essentielles puissantes

Certaines huiles essentielles sont déconseillées chez les femmes enceintes et allaitantes, les enfants de moins de 6 ans, les personnes épileptiques ou souffrant de troubles neurologiques graves.

Notamment en raison de leur contenu en **cétones** ou en **phénols** :

Achillée Millefeuille,

Ahibero,

Ajowan,

Aneth,

Anis vert,

Basilic sacré,

Bay St Thomas,

Bois de Siam,

Bouleau (jaune et noir),

Camphre blanc

Cannelle de Ceylan (écorce et feuille),

Cannelle de Chine,

Carvi,

Estragon,

Eucalyptus à cryptone,

Eucalyptus globulus,

Eucalyptus mentholé,

Fenouil doux,

Gaulthérie couchée,

Gaulthérie odorante,

Girofle (clou et feuille),

Hélichryse italienne,

Hysope couchée,

Inule odorante,

Khella,

Muscade,

Origan compact,

Origan kaliteri,

Origan vulgaire,

Persil,

Rhododendron,

Romarin à cinéole,

Romarin à camphre,

Romarin à verbénone,

Pin de Patagonie,

Sarriette,

Serpolet,

Tagète,

Tanaisie annuelle,

Thym saturéoïdes,

Cèdre Atlas,	Lantana,	Thym à thymol.
Cèdre de l'Himalaya,	Laurier noble,	
Cumin,	Lavande aspic,	
Curcuma,	Lavandin (super et grosso),	
Cyprès de Provence / toujours vert,	Menthe des champs,	
	Menthe poivrée,	
	Menthe verte,	

Les plantes aromatiques et leurs huiles essentielles sont utilisées depuis la nuit des temps dans des applications aussi multiples que variées.

Cela ne signifie pas pour autant qu'elles sont inoffensives ou qu'une automédication sans mesure ne présente aucun risque.

Il est donc **indispensable de connaitre leur toxicité** pour bénéficier pleinement de leurs propriétés et non pour subir les effets secondaires ou toxiques liés à un mauvais usage.

En effet, toute substance thérapeutiquement active est potentiellement toxique.

Tout dépendra de la dose unitaire, journalière, de la voie d'administration, de l'état du patient...

Toxicité cutanée Dermocausticité

La dermocausticité c'est la faculté à provoquer des irritations voire des brûlures au niveau de la peau et des muqueuses.

Les molécules responsables de cette toxicité sont principalement, le carvacrol que l'on retrouve dans l'Origan, la Sarriette, le Thym, le thymol présent dans le Thym et l'Ajowan par exemple ou encore les aldéhydes aromatiques que l'on peut retrouver en masse dans la Cannelle. Ainsi, ces huiles essentielles doivent absolument être utilisées diluées par voie cutanée et sur des zones localisées.

Ces réactions se produisent après l'application d'une huile essentielle contenant des molécules irritantes. L'intensité dépend du produit utilisé, de sa concentration et de la sensibilité du sujet.

Elle est caractérisée par l'apparition d'un tiraillement et une rougeur locale.

La lésion peut être prurigineuse et peut évoluer en macules érythémato squameuses.

Dans certains cas les lésions peuvent être plus graves, de type nécrosant ou vésicant.

Les huiles essentielles **riches en phénols, aldéhydes aromatiques** et **terpéniques** sont irritantes pour la peau et les muqueuses.

Il faudra toujours les **diluer avec une huile végétale** (20 % d'huile essentielle maximum dans 80 % d'huile végétale) et les appliquer sur des surfaces corporelles bien localisées.

Ce principe de dilution prévaudra pour toutes applications d'huiles essentielles quelles que soient le type de peau.

Huiles essentielles **à phénols** : Thymus vulgaris CT thymol , Thymus vulgaris CT carvacrol, Ajowan Trachyspermum ammi, Giroflier Eugenia caryophyllus, Sarriette des montagnes Satureja montana, Origan compact Origanum compactum, Origan de Grèce Origanum heracleaticum, Origan d'espagne Corydothymus capitatus, Cannelle de Ceylan Cinnamomum verum.

Huiles essentielles à **aldéhydes** : Manuka Leptospermum scoparium, Litsée citronnée Litsea citrata, Verveine des Indes Cymbopogon citratus, Lemongrass Cymbopogon flexuasus, Citronnelle de Ceylan Cymbopogon nardus, Citronnelle de Java Cymbopogon winterianus, Cannelle de Ceylan Cinnamomum zeylanicum et Cannelle de Chine Cinnamomum cassia.

Ces huiles essentielles sont composées de molécules pouvant être dermocaustiques. Elles sont donc à utiliser toujours diluées par voie cutanée et doivent être utilisées sur des zones localisées.

Ajowan

Basilic

Bergamote

Cannelle écorce ou Cannelle de Chine (feuilles)

Cardamome

Ciste

Citron

Clou de Girofle

Cyprès de Provence

Encens

Estragon

Galbanum

Genévrier

Gingembre

Lemongrass

Mandarine Verte

Mélisse

Muscade

Myrte citronnée

Myrte verte

Orange Douce

Origan Compact

Origan d'Espagne

Origan Vert

Pamplemousse

Pin Douglas

Pin Sylvestre

Poivre Noir

Romarin à Cinéole

Sapin Baumier

Sarriette des montagnes   Thym à Thymol

Térébenthine   Verveine Exotique

Thym à feuilles de Sarriette   Verveine Odorante

Allergies cutanées

La majorité des huiles essentielles présentent des molécules pouvant être allergisantes ou hyper
sensibilisantes (limonène, linalol, géraniol, citrals...).

Les risques allergiques dépendent bien évidemment du terrain allergique du patient, chacun est unique face à ce genre de phénomène. Il est donc important de toujours réaliser un test allergique au creux du coude lors d'une utilisation d'une nouvelle huile essentielle. De plus, un usage prolongé des huiles essentielles favorise l'apparition d'un phénomène allergique, c'est pourquoi il est important de réaliser des pauses dans leur utilisation.

Toutes les huiles essentielles sont susceptibles de créer des inflammations de la peau ou des réactions allergiques.

Elles peuvent entraîner des réactions de dermites allergiques qui sont l'expression cutanée d'une hypersensibilité retardée. Ces réactions sont généralement observées après une phase de sensibilisation du sujet par la molécule allergisante.

Les lésions observées sont de type eczéma aigu érythémateux, surélevé, à surface granitée puis vésiculeuse et suintante.

La peau devient ensuite squameuse et reprend son aspect normal rapidement.

Les **lactones sesquiterpéniques**, **l'aldéhyde cinnamique**, les **phénylpropanoïdes** et les **hyperoxydes** sont les principales molécules responsables de phénomènes allergiques dont le risque varie évidemment avec le terrain du patient.

Certaines huiles essentielles seront bannies : Cryptocaria massoia, d'autres plus utiles seront particulièrement bien dosées sur une courte durée comme le laurier noble Laurus nobilis, la cannelle de Ceylan et de Chine Cinnamomum zeylanicum et cassia, l'inule odorante Inula graveolens, le baume de Tolu et le baume du Pérou Myroxylon balsamum, la thérébenthine issue de Pinus pinaster.

Même les huiles essentielles censées combattre les réactions prurigineuses allergiques peuvent, après un usage sur de très longues périodes, provoquer des réactions allergisantes chez le patient hypersensible , comme la menthe poivrée Mentha x piperita, la sauge officinale Salvia officinalis, toutes les espèces de lavandes et de lavandin Lavandula sp, la mélisse Melissa officinalis.

En cas de doute, **un test de tolérance** permet de vérifier la sensibilité du sujet à l'huile essentielle.

Il suffit de placer 3 gouttes du mélange d'huile essentielle dans le creux du coude et d'attendre environ 15 minutes afin de vérifier l'apparition ou non d'une rougeur ou d'une réaction allergique.

Ces huiles essentielles sont composées de molécules pouvant être allergisantes. Elles sont donc à utiliser avec précaution. Les personnes sensibles comme les personnes asthmatiques doivent demander conseil à leur médecin avant toute utilisation.

Aneth	Cannelle (écorce)
Angélique	Citron
Bergamote	Clou de Girofle
Bergamote sans bergaptène	Coriandre Graine
Cajeput	Géranium Rosat

Inule Odorante	Origan Compact
Laurier Noble	Origan d'Espagne
Lemongrass	Palmarosa
Mandarine Verte	Pamplemousse
Mélisse	Térébenthine
Myrte citronnée	Verveine Exotique
Orange Douce	Verveine Odorante

Photosensibilisation

Photosensibilisante, qu'est ce que cela veut dire? Lors d'un usage par voie cutanée, certaines molécules aromatiques sont à l'origine de réactions et de rougeurs au niveau de la peau si elles sont utilisées avant une exposition au soleil. Cet effet photosensibilisant est dû principalement à certaines molécules aromatiques qui sont les coumarines.

On les retrouve majoritairement dans les essences, mais il est également possible d'en trouver dans certaines huiles essentielles. Les essences sont des substances naturelles issues de petites poches constituant les zestes d'agrumes. Elles sont obtenues par pression mécanique, sans besoin de distillation. Ainsi, s'exposer aux rayons UV après application cutanée d'huiles essentielles ou essences contenant des coumarines est vivement déconseiller !

L'application cutanée d'huiles essentielles contenant des furo- et pyrocoumarines provoque, sous exposition solaire, des réactions érythémateuses susceptibles de favoriser la carcinogenèse.

Le processus le plus courant est celui de phototoxicité, les furanocoumarines se lient à l'ADN des kératinocytes, absorbent l'énergie des rayonnements ultra-violets et la renvoient aux molécules d'ADN ce qui engendre des dommages cutanés.

Cette toxicité se limite aux zones en contact avec l'agent photosensibilisant et exposées au soleil, sauf en cas de sensibilisation systémique dans le cas de prise orale. Toutes les huiles essentielles qui contiennent des coumarines ne doivent donc pas être utilisées avant une exposition solaire.

Les réactions de phototoxicité dépendent du type de peau, du temps de latence entre l'application de l'huile essentielle et l'exposition solaire, de l'excipient, de l'intensité du rayonnement et de la durée d'exposition.

Une irritation de la peau pourrait apparaître, voir un érythème, allant même jusqu'à de graves brûlures du second degré avec décollement bulleux.

Ces réactions peuvent même laisser des séquelles pigmentées.

Toutes les huiles essentielles de Citrus (Citron, Orange, Mandarine, Lime, Pamplemousse) ainsi que de khella Ammi visnaga et d'angélique Angelica archangelica peuvent présenter un tel risque.

La précaution élémentaire sera d'éviter toute exposition solaire importante pendant les six heures suivant l'application. Ces huiles essentielles sont composées de molécules pouvant être photosensibilisantes. Elles sont donc à utiliser avec précaution avant une exposition au soleil.

Angélique	Citron
Bergamote	Fenouil Doux
Camomille Matricaire	Khella
Cannelle (écorce)	Livèche

Mandarine Verte	Pamplemousse
Orange Douce	Verveine Odorante

Hepatotoxicité

Si on vous parle d'huiles essentielles pouvant être hépatotoxiques ça ne vous dit peut-être rien... Retenez donc qu'elles peuvent être toxiques pour le foie ! Si on part du nom grec (l'origine... ça devient une manie en aromathérapie !), hepar signifie foie. On comprend mieux les fameux noms, hépatite, hépatologue, hépatocyte, etc. Bref, revenons à nos moutons.

Lorsque l'on parle d'huiles essentielles à risque hépatotoxique, ce sont en fait les molécules les constituant qui peuvent être dangereuses. Parmi elles, ce sont généralement les phénols qui peuvent altérer les cellules du foie appelées les hépatocytes. Les phénols majoritairement retrouvés dans certaines huiles essentielles sont : le carvacrol présent dans les différentes huiles essentielles d'Origan ou de Sarriette notamment, l'eugénol présent dans le Clou de Girofle et la Cannelle ou le thymol présent comme son nom l'indiquent dans différents Thyms. Ces phénols vont interférer avec des enzymes, ces substances responsables du bon fonctionnement du foie.

Mais rassurez-vous, c'est l'utilisation de ces huiles à forte dose et sur de longues durées qui provoque cette toxicité... c'est la dose qui fait le poison comme l'avait émis Paracelse, le fameux ! Respectez bien les précautions d'utilisation et les posologies et tout ira bien. Cependant, pour les personnes souffrant de pathologies hépatiques (cirrhose, hépatite, insuffisance hépatique, intolérance au paracétamol), les huiles essentielles ci-dessous sont contre-indiquées.

De plus, pour les personnes déficientes en enzyme G6PD (glucose-6-phosphate déshydrogénase), les huiles essentielles riches en menthol peuvent provoquer des ictères (jaunisse). On parle ici des huiles essentielles de Menthe Poivrée ou encore de Menthe des Champs.

Les **phénols** à dose élevée et sur une durée prolongée peuvent être à l'origine de lésions hépatiques. Afin de minimiser cette action, il convient de toujours associer leur utilisation avec celle d'huiles essentielles hépatoprotectrices : carotte cultivée Daucus carota, citron jaune Citrus limon et menthe poivrée Mentha piperita.

Huiles essentielles à phénols hépatotoxiques: Thymus vulgaris CT thymol , Thymus vulgaris CT carvacrol, ajowan Trachyspermum ammi, giroflier Eugenia caryophyllus, sarriette des montagnes Satureja montana, origan compact Origanum compactum, origan de Grèce Origanum heracleaticum, origan d'espagne Corydothymus capitatus, cannelle de Ceylan Cinnamomum verum.

Ces huiles essentielles sont composées de molécules pouvant être toxiques pour le foie. Elles sont donc à utiliser sur de courtes durées à de faibles doses. Veuillez demander un avis médical en cas de pathologies hépatiques.

Ajowan	Origan d'Espagne
Cannelle (écorce)	Origan Vert
Clou de Girofle	Romarin à Camphre
Coriandre Graine	Sarriette des montagnes
Khella	Sauge à Feuilles de Lavande
Lavandula Stoechas	Thym à feuilles de Sarriette
Muscade	Thym à Thymol
Origan Compact	

Néphrotoxicité

Nephro quoi ?! Les néphrons ce sont les unités constituant les reins. Les huiles essentielles à risque néphrotoxiques sont constituées de molécules pouvant enflammer et abîmer le système rénal.

Parmi les molécules néphrotoxiques, on retrouve les monoterpènes notamment l'alpha-pinène. Cette molécule reconnaissable par son parfum boisé pourra causer des dommages au niveau des reins si elle est assimilée sur de longues périodes.

En effet, le système rénal est LE système de filtration de l'organisme par excellence !

Ainsi, il est exposé de façon permanente à de fortes concentrations de déchets par exemple les molécules aromatiques après qu'elles aient agi sur notre corps.

Ces huiles essentielles sont composées de molécules pouvant être toxiques pour le système rénal.

Elles sont donc à utiliser sur de courtes durées et à la posologie recommandée. Veillez à demander un avis médical en cas de pathologies rénales.

L'absorption orale d'huiles essentielles riches en **monoterpènes** sur de longues périodes peut enflammer et détériorer, à terme, les néphrons (*unité fonctionnelle élémentaire composant le rein*).

La prudence s'impose pour l'absorption de ces huiles essentielles, surtout pour toutes les espèces de pin Pinus sp, toutes les espèces de sapin Abies sp, toutes les espèces de genévrier Juniperus sp, de même pour le santal blanc de Mysore Santalum album.

Aneth	Pin Douglas
Cyprès de Provence	Pin Sylvestre
Genévrier	Sapin Baumier
Menthe Poivrée	Sapin de Sibérie
Mandarine Verte	Térébenthine

Toxicité carcinogénique

C'est surtout le cas de la **beta-asarone**, présente dans certains chémotypes d'acore ou roseau odorant Acorus calamus.

Inutile de préciser le rejet systématique de ce type d'huile essentielle qui peut induire par voie orale des carcinomes hépatiques chez le rat.

De même, l'administration de **safrole** chez le rat a montré un risque d'apparition de carcinome hépatique.

L'huile essentielle de sassafras Ocotea pretiosa sera rejetée de tout emploi médical.

Les **furocoumarines** et les **pyrannocoumarines** en usage externe pourraient favoriser elles aussi l'apparition de cancers.

Neurotoxicité et action abortive

Les huiles essentielles neurotoxiques peuvent provoquer des problèmes au niveau du système nerveux. Certaines molécules constituantes ces huiles peuvent notamment être à l'origine de convulsions si elles atteignent à forte dose le tissu neuronal.

Parmi ces molécules, on parle notamment des cétones monoterpéniques comme la menthone, la carvone, la verbénone, le camphre, ou encore du 1,8 cinéole, de l'alpha et du béta-pinène et de l'alpha-terpinène.

Ces molécules peuvent présenter des atouts majeurs en aromathérapie, activités stimulantes ou au contraire relaxantes, mais leur utilisation peut donc être à double tranchant...

Mais là encore rassurez-vous, ce sont de fortes doses des huiles essentielles concernées qui peuvent présenter des risques.

De plus, la voie d'utilisation est très importante dans ce cas ; la voie orale présente plus de risque... cela coule de source :) Aussi, les personnes fragiles, épileptiques, enfants, femmes enceintes, ne doivent utiliser ces huiles essentielles.

Au premier rang des molécules convulsivantes, abaissant le seuil épileptogène se trouvent les cétones.

Ce sont des molécules très utiles d'un point de vue thérapeutique, mais des plus délicates à manipuler en raison de leur neurotoxicité possible et des risques d'avortement qui sont liés à leur emploi.

Autant dire que seule la parfaite connaissance de ces produits permet un emploi médical efficace et sans risque.

Cette toxicité est double : neurotoxique et abortive.

Leur usage est contre-indiqué chez l'enfant, la femme enceinte ou allaitante et chez les patients neurologiquement fragiles comme les personnes âgées.

La toxicité de ces molécules varie en fonction de:

- La voie d'administration, ainsi leur toxicité est importante par voie orale et faible par voie cutanée

- La dose utilisée et du lieu d'application ainsi que du seuil de tolérance de chaque patient

- Du type de cétone, ainsi la thujone issue de Thuya occidentalis et la méthyl heptyl cétone de Ruta graveolens présentent un fort risque de neurotoxicité quelque soit la voie d'administration choisie, orale, cutanée, vaginale ou rectale.

Le processus d'intoxication par les huiles essentielles cétoniques se fait de la manière suivante :

1. Passage de la barrière hémato-encéphalique

2. Action lipolytique déstructurant les gaines de myéline

3. Dysfonctionnement neuronal avec excitation, stupéfaction puis dépression allant jusqu'au coma.

Ces huiles essentielles sont composées de molécules pouvant être toxiques pour le système nerveux. Elles sont donc à utiliser sur de courtes durées et à la posologie recommandée. Ces huiles essentielles sont déconseillées chez les personnes fragiles telles que les épileptiques, les femmes enceintes ou les jeunes enfants.

Aneth	Lavande Aspic	Romarin à Camphre
Carvi	Lavandula Stoechas	Romarin à Cinéole
Cèdre de l'Atlas		
Coriandre Graine	Menthe des Champs	Romarin à Verbénone
Curcuma	Menthe Poivrée	Sauge à Feuilles de Lavande
Eucalyptus Globulus	Menthe Verte	Tanaisie Annuelle
Fenouil Doux	Muscade	
	Myrte citronnée	Thym à Thymol

Il convient de toujours réaliser un test préalable de la préparation dans le pli du coude 24h avant d'utiliser une huile essentielle.

Les personnes asthmatiques ou ayant des allergies respiratoires éviteront l'inhalation d'huiles essentielles.

MODULE 8
COMMENT SAVOIR SI JE SUIS ALLERGIQUE À UNE HUILE ESSENTIELLE?

Avant toute utilisation, vérifiez que vous n'avez pas d'allergies particulières aux huiles essentielles et référez-vous aux précautions d'emploi sur les produits

Faites le test allergique dans le creux du coude !

Certaines huiles essentielles contiennent des molécules allergènes. Qu'est-ce que ça veut dire? Tout simplement que ce sont des molécules auxquelles certaines personnes peuvent être allergiques. Vous savez sans doute si vous êtes allergique au gluten ou aux haricots verts (finis ton assiette), mais probablement pas si vous l'êtes face au Linalol ou au Limonène.

Ainsi, les personnes facilement allergiques doivent être prudentes, et tester le produit en versant deux gouttes d'huile essentielle au creux du coude.

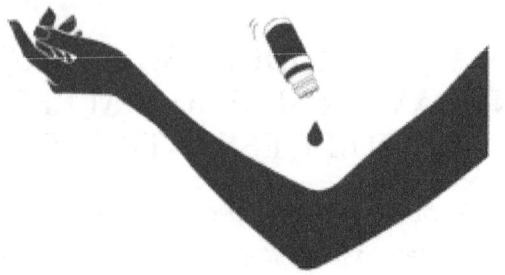

Pas de réaction au bout de 48 h? A priori, tout va bien.

Vous constatez une réaction cutanée à une molécule ? Vous avez bien fait de faire le test. N'insistez pas plus, et parlez-en à votre médecin. Quoi qu'il arrive, pas de panique, et profitez-en pour lire le guide ci-dessous qui vous aidera à bien faire la différence entre une simple irritation de la peau, et un réel signe d'allergie.

Allergie ou irritation?

Tous les signes n'indiquent pas forcément que vous êtes allergique ! Il s'agit parfois d'une simple irritation, due à une peau sensible. Voici comment faire la différence :

Délai d'apparition

- Irritation : apparition immédiate ou après quelques applications.
- Allergie : la plupart du temps apparition retardée (entre 24 et 48 h après l'application)
- Signes visibles
- Irritation : démangeaisons légères, rougeurs, picotements.
- Allergie : œdèmes, démangeaisons, brûlures. La gravité est variable en fonction de la réaction.
- Zones concernées

- Irritation : seule la zone de contact sera irritée.
- Allergie : elle peut s'étendre sur d'autres parties du corps.
- Rétablissement
- Irritation : arrêt des symptômes avec l'arrêt d'utilisation du produit.
- Allergie : arrêt plus lent, possibilités de rechutes.

Certaines huiles essentielles contiennent des molécules allergènes.

Qu'est-ce que ça veut dire? Tout simplement que ce sont des molécules auxquelles certaines personnes peuvent être allergiques. Vous savez sans doute si vous êtes allergique au gluten ou aux haricots verts (finis ton assiette), mais probablement pas si vous l'êtes face au Linalol ou au Limonène.

Ainsi, les personnes facilement allergiques doivent être prudentes, et tester le produit en versant deux gouttes d'huile essentielle au creux du coude.

Pas de réaction au bout de 48 h? A priori, tout va bien.

Vous constatez une réaction cutanée à une molécule ? Vous avez bien fait de faire le test. N'insistez pas plus, et parlez-en à votre médecin. Quoi qu'il arrive, pas de panique, et profitez-en pour lire le guide ci-dessous qui vous aidera à bien faire la différence entre une simple irritation de la peau, et un réel signe d'allergie.

ALLERGIE OU IRRITATION?

Tous les signes n'indiquent pas forcément que vous êtes allergique ! Il s'agit parfois d'une simple irritation, due à une peau sensible. Voici comment faire la différence :

Délai d'apparition

- Irritation : apparition immédiate ou après quelques applications.

- Allergie : la plupart du temps apparition retardée (entre 24 et 48 h après l'application)

Signes visibles

- Irritation : démangeaisons légères, rougeurs, picotements.
- Allergie : œdèmes, démangeaisons, brûlures. La gravité est variable en fonction de la réaction.

Zones concernées

- Irritation : seule la zone de contact sera irritée.
- Allergie : elle peut s'étendre sur d'autres parties du corps.

Rétablissement

- Irritation : arrêt des symptômes avec l'arrêt d'utilisation du produit.
- Allergie : arrêt plus lent, possibilités de rechutes.

MODULE 9
PRÉCAUTIONS D'EMPLOI DES HUILES ESSENTIELLES

Les huiles essentielles sont des produits puissants, qu'il faut utiliser avec précaution avec des restrictions spécifiques à chacune d'entre elles.

Plusieurs paramètres d'ordre plus général sont à prendre en compte pour une bonne utilisation des huiles essentielles, en toute sécurité.

Premièrement, **l'âge** : les précautions ne sont pas les mêmes si l'on est un enfant, un nourrisson, une femme enceinte ou une personne âgée.

Deuxièmement, **la voie d'utilisation** : les dangers sont différents et la toxicité de certains composants plus ou moins marquée par voie orale, cutanée ou respiratoire.

Voici un petit récapitulatif des règles à respecter et des dangers potentiels des huiles essentielles.

LES HUILES ESSENTIELLES POUR LES FEMMES ENCEINTES

Nous entendons si souvent « jamais d'huiles essentielles pour les femmes enceintes »...

Cette phrase se doit vraiment d'être nuancée.

L'aromathérapie peut en effet se révéler dangereuse pendant la grossesse, cette période si particulière de la vie de nombreuses femmes.

Et il est d'ailleurs fortement déconseillé d'utiliser des huiles essentielles avant les trois premiers mois révolus de la grossesse, tout simplement pour ne pas empoisonner le fœtus.

Mais cette période terminée, les huiles essentielles peuvent devenir vos meilleures amies et, si elles sont utilisées avec bon sens et parcimonie, vous permettront même de passer une grossesse des plus agréables.

Précautions générales d'utilisation des huiles essentielles pendant la grossesse

La grossesse est pleine d'émotion et d'interrogations, et vous devez plus que jamais faire attention à votre santé, votre moral et votre bien-être. Pendant cette période, prenez soin de votre corps, et de celui du bébé que vous attendez, avec les bienfaits des huiles essentielles. Mais attention, certaines précautions sont à ne pas négliger :

En cas de problèmes impliquant une fièvre (grippe, otite, angine, bronchite si accompagnée de fièvre), en cas d'infection urinaire, de céphalées intenses, ou persistantes ou inhabituelles, de douleurs abdominales, ou de vomissements répétés, consultez immédiatement votre médecin traitant pour éliminer une urgence,

- n'utilisez pas d'huiles essentielles pendant les 3 premiers mois de la grossesse sauf avis contraire de votre médecin, la prudence est la règle,

- N'utilisez pas d'huiles essentielles riches en cétones pendant toute la période de la grossesse par voie orale, sans un avis médical

- Privilégiez la voie cutanée, limitée alors au traitement local et momentané, en évitant la ceinture abdominale et les zones proches du bébé

- Référez-vous aux fiches techniques, données avec chaque huile essentielle pour respecter les conseils d'utilisations spécifiques de chacune d'entre elles

- N'appliquez pas d'huiles essentielles sur votre peau avant une exposition au soleil.

Les huiles essentielles autorisées pendant la grossesse

À PARTIR DU 4E MOIS DE GROSSESSE

SANS AVIS MÉDICAL

Ces huiles essentielles sont faites pour vous, à partir du 4e mois de grossesse, sans avis médical particulier :

Camomille romaine,	Lavandin super,
Cardamome,	Mandarine verte,
Citron,	Marjolaine à coquilles,
Eucalyptus citronné,	Néroli,
Eucalyptus radiata,	Petit grain bigarade,
Inule odorante,	Ravintsara,
Laurier noble,	Saro,
Lavande vraie,	Tea tree,
Lavande fine,	Thym à Thujanol
Verveine odorante.	

Ces huiles sont utilisables à partir du 4e mois de grossesse, mais seulement avec un avis médical :

Basilic,	Lavande aspic,
Camomille matricaire,	Lentisque pistachier,
Ciste,	Menthe des champs,
Cyprès de Provence,	Niaouli,
Épinettes noire,	Romarin à verbénone,
Gaulthérie odorante,	Tanaisie annuelle,
Géranium Rosat,	Thym à feuilles de sarriette.
Gingembre,	

LES HUILES ESSENTIELLES INTERDITES CHEZ LA FEMME ENCEINTE DURANT TOUTE LA PÉRIODE DE LA GROSSESSE

Certaines de nos huiles essentielles sont interdites en ingestion et par voie cutanée pendant toute la grossesse :

Ajowan,	Camomille sauvage,
Aneth,	Cannelle,
Angélique,	Carvi,
Bergamote,	Cèdre de l'Atlas,
Bergamote sans Bergaptène,	Citronnelle de Java,
Cade,	Clou de girofle,
Cajeput,	Combava,

Coriandre graines,

Criste Marine,

Curcuma,

Encens,

Estragon,

Eucalyptus Globulus,

Eucalyptus Smithii,

Fenouil Doux,

Galbanum,

Genévrier,

Hélichryse de Madagascar,

Hélichryse italienne,

Khella,

Lavandula Stoechas,

Lédon du Groenland,

Lemongrass,

Livèche,

Marjolaine Sylvestre ,

Mélisse,

Menthe Poivrée,

Menthe verte,

Muscade,

Myrte verte,

Myrte rouge,

Myrte citronnée,

Nard de l'Himalaya,

Orange douce,

Origan compact,

Origan vert,

Origan d'Espagne,

Palmarosa,

Pamplemousse,

Patchouli,

Pin douglas,

Pin Sylvestre,

Poivre noir,

Pruche,

Romarin à camphre,

Romarin à cinéole,

Sapin de Sibérie,

Sapin baumier,

Sarriette des Montagnes,

Sauge à feuilles de lavande,	Thym à thymol,
Sauge sclarée,	Verge d'or,
Térébenthine,	Verveine exotique,
Thym à linalol,	Vétiver.

COMMENT UTILISER LES HUILES ESSENTIELLES CHEZ LES BÉBÉS?

L'utilisation des huiles essentielles sur les bébés reste encore peu commune et les mamans ne sont pas toujours prêtes à sauter le pas : « les huiles essentielles ne sont-elles pas dangereuses pour mon bébé? ».

Détrompez-vous, leurs vertus bienfaisantes agiront également sur votre bébé si elles sont utilisées avec précaution. Une règle de base : les huiles essentielles ne sont pas autorisées chez les nourrissons de moins de 3 mois. En outre, toutes ne sont pas autorisées chez le bébé. Veillez bien à vérifier leur autorisation et la voie d'application à envisager chez le bébé de plus de 3 mois, avant toute utilisation d'une nouvelle huile essentielle.

Précautions générales d'utilisation des huiles essentielles pour les bébés

Les huiles essentielles sont des substances actives, concentrées et très puissantes. Pour les bébés, elles sont des alliées au quotidien si elles sont utilisées avec prudence, mais aussi des dangers potentiels si elles sont utilisées en trop grande quantité. En outre, elles peuvent être allergisantes ou irritantes. Certaines précautions sont à prévoir pour utiliser les huiles essentielles sur les bébés de plus de 3 mois en toute sérénité :

- Par définition, les précautions prises pour les enfants le sont d'autant plus pour les bébés (cf. Les huiles essentielles pour les enfants dès 3 ans) :
- Toujours vérifier avant utilisation d'une nouvelle huile essentielle ou d'un mélange d'huiles essentielles que votre bébé n'est pas allergique à l'un de ses constituants en appliquant quelques gouttes dans le pli du coude. Puis attendez 24h pour remarquer - ou non - une réaction cutanée (voir description du test allergique) ;
- Ne jamais appliquer d'huile essentielle pure directement dans les yeux, le nez ou les oreilles ;
- Pas d'exposition au soleil dans les 12 h qui suivent l'application d'huiles essentielles dites photosensibilisantes ;
- Bien se référer aux fiches techniques données avec chaque huile essentielle pour respecter les conseils d'utilisation qui lui sont spécifiques.
- En règle générale, il n'est pas recommandé d'utiliser les huiles essentielles pures sur la peau des bébés. On préfère les diluer dans un corps gras, comme une huile végétale naturelle, par exemple.
- L'usage oral des huiles essentielles n'est autorisé qu'à partir de 3 ans. Pour les bébés à partir de 3 mois, on privilégiera donc la voie cutanée et la diffusion atmosphérique.

Comment les utiliser?

Elles peuvent être diffusées dans la chambre ou être incorporées dans des huiles végétales pour des massages. Mais il faut rester vigilant sur les quantités utilisées et sur la fréquence de leur emploi.

Attention à bien respecter les conseils d'utilisation.

N'hésitez pas à demander un avis médical.

Notre équipe d'experts en aromathérapie est également à votre écoute.

Lesquelles sont autorisées à partir de 3 mois?

SANS AVIS MÉDICAL

Ces huiles essentielles peuvent être utilisées pour soulager les bébés à partir de 3 mois, sans avis médical particulier :

Camomille Matricaire	Petit Grain Bigarade
Camomille Romaine	Ravintsara
Ciste	Saro
Eucalyptus Radiata	Tea Tree
Inule Odorante	Thym à Linalol
Lavande Fine	Thym à Thujanol
Lavande Vraie	Ylang Ylang Complète
Marjolaine à Coquilles	Ylang Ylang III

AVEC AVIS MÉDICAL

Ces huiles sont utilisables pour soulager les bébés à partir de 3 mois, mais, pour plus de sécurité, avec un avis médical préalable :

Clou de Girofle	Myrte Citronnée
Eucalyptus Citronné	Myrte Verte
Fenouil Doux	Niaouli
Hélichryse Italienne	Origan Vert
Lavande Aspic	Palmarosa
Mandarine Verte	Tanaisie Annuelle

Certaines de nos huiles essentielles sont fortement déconseillées aux bébés. Merci de lire attentivement :

Ajowan,	Curcuma,
Aneth,	Cyprès de Provence,
Angélique,	Encens,
Basilic,	Épinette Noire,
Bergamote,	Estragon,
Bergamote sans Bergaptène,	Eucalyptus Globulus,
Cade,	Eucalyptus Smithii,
Cajeput,	Galbanum,
Camomille Sauvage,	Gaulthérie Odorante,
Cannelle,	Genévrier,
Cardamome,	Géranium Rosat,
Carvi,	Gingembre,
Cèdre de l'Atlas,	Hélichryse de Madagascar,
Citron,	Khella,
Citronnelle de Java,	Laurier Noble,
Combava,	Lavandin Super,
Coriandre Graines,	Lavandula Stoechas,
Criste Marine,	Lédon du Groenland,

Lemongrass,

Lentisque Pistachier,

Livèche,

Marjolaine Sylvestre,

Mélisse,

Menthe des Champs,

Menthe Poivrée,

Menthe Verte,

Muscade,

Myrte Rouge,

Nard de l'Himalaya,

Néroli,

Orange Douce,

Origan Compact,

Origan d'Espagne,

Pamplemousse,

Patchouli,

Pin Douglas,

Pin Sylvestre,

Poivre Noir,

Pruche,

Romarin à Camphre,

Romarin à Cinéole,

Romarin à Verbénone,

Sapin Baumier,

Sapin de Sibérie,

Sarriette des Montagnes,

Sauge à Feuilles de Lavande,

Sauge Sclarée,

Térébenthine,

Thym à Feuilles de Sarriette,

Thym à Thymol,

Verge d'Or,

Verveine Exotique,

Verveine Odorante,

Vétiver.

QUELLES HUILES ESSENTIELLES UTILISER CHEZ LES ENFANTS?

Rhume, eczéma, mal des transports : certaines huiles essentielles possèdent des propriétés capables de soigner les maux de vos enfants sans appréhension. Mais il convient bien évidemment de prendre des précautions particulières afin d'éviter tout risque pour les petits.

Précautions générales d'utilisation des huiles essentielles pour les enfants

Nos enfants, nous les aimons, nous les protégeons. Certaines précautions sont à ne pas négliger lorsqu'il s'agit des petits. Les huiles essentielles ne possédant pas toutes les mêmes propriétés et ne devant pas être utilisées de la même façon, il est indispensable de prendre en compte les considérations suivantes :

Les restrictions ou règles de précaution applicables aux adultes le sont tout autant (si ce n'est plus) aux enfants :

- Concernant les éventuelles allergies : appliquer quelques gouttes de l'huile essentielle ou du mélange d'huiles essentielles que vous souhaitez utiliser, dans le pli du coude puis attendre 24h pour remarquer - ou non - une réaction cutanée (description du test allergique plus haut dans ce livre) ;
- Ne jamais appliquer d'huile essentielle pure directement dans les yeux, le nez ou les oreilles ;
- Ne pas s'exposer au soleil dans les 12 h qui suivent l'application d'une huile essentielle dite photosensibilisante ;
- Bien se référer aux fiches techniques données avec chaque huile essentielle pour respecter les conseils d'utilisation qui lui sont spécifiques.

Il convient le plus souvent de diluer de façon plus importante les **huiles essentielles** quand elles sont à destination des enfants. Encore une fois, suivez scrupuleusement les indications données par votre médecin et/ou décrites sur notre site.

La voie cutanée et la diffusion atmosphérique sont les voies à privilégier chez les enfants, de façon générale, même si la voie orale peut être envisagée dans certains cas.

Ne pas laisser les flacons à portée de main des enfants et, pour s'assurer de la bonne utilisation du produit, ne pas les laisser s'en servir par eux-mêmes.

Et surtout bien, se renseigner en fonction de la condition et de l'âge de votre enfant. Certaines huiles sont plus agressives ou doivent être utilisées de manière spécifique. Nous attirons particulièrement votre attention sur ce point et vous conseillons vivement de respecter les règles établies dans chaque recette afin d'éviter tout risque. Si vous souhaitez de plus amples informations sur une synergie et ses effets, n'hésitez pas à demander un avis médical. Notre équipe d'experts en aromathérapie est également à votre écoute. Ne prenons pas de risques inconscients, il s'agit de nos enfants !

Quelles huiles essentielles peut-on utiliser pour les enfants de 3 à 6 ans?

POSSIBLE SANS AVIS MÉDICAL

Ces huiles essentielles peuvent être utilisées pour soulager les enfants à partir de 3 ans, sans avis médical particulier :

Camomille Matricaire	Ciste
Camomille Romaine	Citron
Camomille Sauvage	Citronnelle
Cardamome	Combava

Cyprès de Provence	Myrte Rouge
Estragon	Myrte Verte
Eucalyptus Citronné	Niaouli
Eucalyptus Radiata	Orange Douce
Géranium	Petit Grain Bigarade
Gingembre	Ravintsara
Inule Odorante	Sapin Baumier
Khella	Saro
Lavande Fine	Tea Tree
Lavande Vraie	Thym à Linalol
Lavandin Super	Thym à Thujanol
Mandarine Verte	Ylang Ylang
Marjolaine à Coquilles	Ylang Ylang III

POSSIBLE AVEC AVIS MÉDICAL

Ces huiles sont utilisables pour soulager les enfants à partir de 3 ans, mais, pour plus de sécurité, avec un avis médical préalable :

Fenouil Doux	Lavandula Stoechas
Clou de Girofle	Lédon du Groenland
Hélichryse Italienne	Livèche
Laurier Noble	Mélisse
Lavande Aspic	Myrte Citronnée

Origan Vert

Palmarosa

Romarin à Verbénone

Tanaisie Annuelle

INTERDIT

Ajowan,

Aneth,

Angélique,

Basilic,

Bergamote,

Bergamote sans Bergaptène,

Cade, Cajeput,

Cannelle,

Carvi,

Cèdre de l'Atlas,

Coriandre Graines,

Criste Marine,

Curcuma,

Encens,

Épinette Noire,

Eucalyptus Globulus,

Eucalyptus Smithii,

Galbanum,

Gaulthérie Odorante,

Genévrier,

Hélichryse de Madagascar,

Lemongrass,

Lentisque Pistachier,

Marjolaine Sylvestre,

Menthe des Champs,

Menthe Poivrée,

Menthe Verte,

Muscade,

Nard de l'Himalaya,

Néroli,

Origan Compact,

Origan d'Espagne,

Pamplemousse,

Patchouli,

Pin Douglas,

Pin Sylvestre,

Poivre Noir,

Pruche,

Romarin à Camphre,

Romarin à Cinéole,

Sapin de Sibérie,

Sarriette des Montagnes,

Sauge à Feuilles de Lavande,

Sauge Sclarée,

Térébenthine,

Thym à Feuilles de Sarriette,

Thym à Thymol,

Verge d'Or,

Verveine Exotique,

Verveine Odorante,

Vétiver.

LES HUILES ESSENTIELLES EN CAS DE PATHOLOGIES HORMONO-DÉPENDANTES

Les huiles essentielles hormon-like, oestrogen-like, cortison-like...

LES HUILES ESSENTIELLES HORMON-LIKE

Ces huiles essentielles sont composées de molécules pouvant mimer l'action de différentes hormones de l'organisme. Elles sont donc à proscrire en cas de pathologies hormono-dépendantes.

Ciste

Cyprès de Provence

Genévrier

Myrte Rouge

Thym à thujanol

Verveine Odorante

LES HUILES ESSENTIELLES OESTROGEN-LIKE

Ces huiles essentielles sont composées de molécules pouvant mimer l'action de l'œstrogène dans l'organisme. Elles sont donc à proscrire en cas de pathologies dépendantes de l'œstrogène.

Basilic	Menthe Poivrée
Cade	Menthe Verte
Camomille Sauvage	Muscade
Camomille Matricaire	Nard de l'Himalaya
Cèdre de l'atlas	Niaouli
Criste Marine	Patchouli
Fenouil Doux	Sauge Sclarée
Hélichryse de Madagascar	

LES HUILES ESSENTIELLES CORTISON-LIKE

Ces huiles essentielles sont composées de molécules pouvant mimer l'action de la cortisone dans l'organisme. Elles sont donc à proscrire en cas de pathologies dépendantes de la cortisone.

Aneth,	Carvi,
Angélique,	Ciste,
Bergamote,	Citron,
Bergamote sans bergaptène,	Coriandre Graine,
Cajeput,	Criste Marine,
Camomille sauvage,	Encens,

Épinette Noire,

Eucalyptus Globulus,

Eucalyptus Smithii,

Galbanum,

Hélichryse de Madagascar,

Hélichryse Italienne,

Lédon du Groenland,

Lentisque Pistachier,

Livèche,

Mandarine Verte,

Marjolaine à Coquilles,

Menthe Verte,

Myrte verte,

Néroli,

Orange Douce,

Origan Compact,

Origan d'Espagne,

Origan Vert,

Pamplemousse,

Pin Douglas,

Pin Sylvestre,

Poivre Noir,

Pruche,

Romarin à Camphre,

Romarin à Cinéole,

Romarin à Verbénone,

Sapin Baumier,

Sapin de Sibérie,

Sarriette des montagnes,

Saro,

Sauge à Feuilles de Lavande,

Tanaisie Annuelle,

Tea Tree,

Térébenthine,

Thym à feuilles de Sarriette,

Thym à Thymol,

Verge d'Or.

LES HUILES ESSENTIELLES CHEZ LES PERSONNES ASTHMATIQUES ET ÉPILEPTIQUES

J'ai mis au point ce guide afin de dresser une liste, non exhaustive et issue de la bibliographie, d'huiles essentielles pouvant être utilisées par les personnes asthmatiques ou épileptiques.

Si celles-ci ne présentent pas de contre-indications particulières, il est important de noter que de manière générale *les huiles essentielles sont déconseillées aux épileptiques et aux asthmatiques*, à moins d'un avis médical.

Certaines seront en effet plus enclines à provoquer une réaction asthmatiforme ou épileptiforme, mais toutes présentent un risque sensibilisant potentiel.

N'hésitez donc pas à consulter un professionnel de santé (médecin et/ou pharmacien) en cas de doutes persistants et à réaliser le test allergique avant toute utilisation.

Pourquoi certaines huiles sont-elles à proscrire en cas d'asthme ou d'épilepsie?

Les huiles essentielles sont, rappelons-le, des substances composées de nombreuses molécules chimiques capables d'agir au niveau de notre organisme.

Dans le cas de l'asthme, la fragilité des bronches et leur état de constriction induisent une réactivité accrue du système respiratoire. Il est alors important de considérer la volatilité des molécules aromatiques qui peuvent représenter une menace pour un sujet asthmatique, notamment les huiles essentielles trop expectorantes ou oxygénatrices comme celles contenant un taux important d'eucalyptol (1,8-cinéole), par exemple les huiles essentielles d'Eucalyptus Globulus, Radiata, Smithi, etc. L'action irritante et allergisante d'autres molécules, telles les aldéhydes terpéniques (citronnellal, géranial, néral...), éthers terpéniques et terpènes, oblige à un usage précautionneux avec un maximum de 50 % de concentration finale en huiles essentielles. En effet, si cette dilution semble particulièrement indispensable pour la voie cutanée, elle l'est encore davantage pour toutes les muqueuses.

La neurotoxicité des cétones terpéniques, des lactones et, dans une moindre mesure, des oxydes terpéniques contre-indique leur emploi par voie orale auprès des patients neurologiquement affectés, concernant ainsi les épileptiques et les personnes à risque convulsif. D'une utilisation minutieuse, et ce pour toutes les voies d'utilisations disponibles, il est important de demander conseil à un aromathérapeute ou un professionnel de santé (médecin et/ou pharmacien).

Les huiles essentielles non contre-indiquées en cas d'asthme

Ces huiles essentielles restent potentiellement sensibilisantes et comportent d'autres contre-indications qu'il convient de vérifier avant toute utilisation. Nous vous invitons donc à vous référer à leur fiche technique et à demander un avis médical à un professionnel de santé (pharmacien et/ou médecin).

Ajowan	Clou de Girofle
Basilic	Combava
Cade	Eucalyptus Citronné
Camomille Matricaire	Estragon
Camomille Romaine	Gaulthérie Odorante
Cèdre de l'Atlas	Gingembre
Citron	Hélichryse Italienne

Inule Odorante

Rose de Damas

Lavandin Super

Tanaisie annuelle

Patchouli

Tea Tree

Pamplemousse

Ylang Ylang Complète

Les huiles essentielles non contre-indiquées en cas d'épilepsie

Ces huiles essentielles restent potentiellement épileptogènes, en fonction du seuil épileptogène présenté par les utilisateurs. Si celui-ci est faible, il convient de ne pas utiliser ces huiles essentielles sans l'aval d'un professionnel de santé. De plus, ces huiles essentielles, bien que comportant un risque moins fort pour les personnes épileptiques, peuvent avoir d'autres contre-indications. Nous vous invitons donc à vous référer à leur fiche technique et à demander un avis médical à un professionnel de santé (pharmacien et/ou médecin).

Ajowan

Citronnelle de Java

Aneth

Clou de Girofle

Basilic

Coriandre graines

Bergamote

Combava

Bergamote sans bergaptène

Criste Marine

Cade

Curcuma

Camomille Matricaire

Estragon

Cannelle

Eucalyptus Citronné

Carvi (carvone)

Eucalyptus Globulus

Cèdre de l'Atlas

Gaulthérie Odorante

Gingembre

Hélichryse Italienne

Inule Odorante

Khella

Lavande Fine

Lavande Vraie

Lemongrass

Mandarine Verte

Marjolaine à Coquilles

Mélisse

Menthe des Champs

Menthe Poivrée

Menthe Verte

Muscade

Myrte Citronnée

Néroli

Palmarosa

Pamplemousse

Patchouli

Petit Grain Bigarade

Sauge Sclarée

Thym à Linalol

Thym à feuilles de Sarriette

Thym à Thujanol

Thym à Thymol

Verveine Exotique

Vétiver

MODULE 10
LES ATTENTIONS !

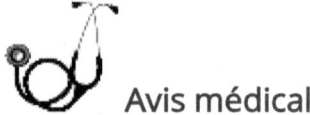 Avis médical

Avant chaque utilisation, si vous avez un doute, n'hésitez pas à vous renseigner auprès de professionnels de la santé, tels que des médecins ou des pharmaciens. L'utilisation des huiles essentielles n'est pas à prendre à la légère !

Les conseils donnés ici ne peuvent en aucun cas remplacer la prescription de votre médecin, et l'utilisation des huiles essentielles ne vous dispense jamais d'aller consulter en cas de problèmes sérieux.

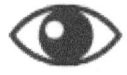 Attention les yeux !

Une huile essentielle ne doit pas s'appliquer dans ou près des yeux. En cas de projection dans l'oeil, n'utilisez pas d'eau pour rincer (les huiles essentielles et l'eau ne se mélangent pas), mais rincez l'oeil avec une huile végétale (huile d'olive par exemple) et consultez un médecin.

Les huiles essentielles ne doivent a priori pas non plus s'appliquer dans le nez, les oreilles ou sur les muqueuses anales et vaginales. Les injections par voies intramusculaires ou intraveineuses sont formellement interdites.

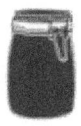 # Conservation

Pour conserver une huile essentielle dans de bonnes conditions, il faut éviter la lumière et les gros écarts de température. Conservez-les dans des flacons en verre teinté bien fermés (les composants des huiles essentielles sont très volatils !).

Gardez vos petits flacons hors de portée des enfants.

Comment conserver les huiles essentielles?

Les huiles essentielles se conservent plusieurs années. **Elles ont même tendance à se bonifier avec le temps** (à l'exception des huiles essentielles extraites des zestes d'agrumes qui ne se conservent pas plus *de 2 ans*).

Refermez bien les flacons après usage, car les arômes s'évaporent dans l'atmosphère.

Placez vos flacons dans un endroit frais et à l'abri de la lumière.

Tenir les flacons hors de portée des enfants!

Autres règles d'or quant à l'utilisation des huiles essentielles

- S'assurer de l'utilisation sans danger chez les enfants et les femmes enceintes et allaitantes, en prenant conseil auprès d'un aromathérapeute ;
- Ne pas appliquer les huiles essentielles sur les muqueuses : oreilles, nez, yeux, et ne pas les avaler, sauf avis médical avisé ;
- Ne pas s'exposer au soleil avec une essence d'agrume et certaines huiles essentielles qui contiennent des Furocoumarines ;

- Dans le bain, bien mélanger au préalable l'huile essentielle à une base neutre (savon, shampoing...). L'huile essentielle ne se mélange pas à l'eau ;
- Se laver les mains après toute utilisation ;
- Conserver les huiles essentielles hors de portée des enfants et des animaux.

Précautions d'emploi en cas d'application cutanée

Deux précautions doivent être prises en compte dans le cadre d'une application cutanée :

- Réaliser un test sur le pli intérieur du coude afin de s'assurer de l'absence de réaction cutanée allergique, avant toute utilisation d'une nouvelle huile essentielle ;
- Mélanger l'huile essentielle à une huile végétale.

Une huile essentielle de qualité, c'est aussi une huile essentielle bien conservée

- Fermer les flacons après usage ;
- Garder les flacons à l'abri de la lumière et de la chaleur ;
- Conserver au frais les essences d'agrumes (Citron, Orange, etc.) et **maximum 2 ans après leur ouverture;**
- Les hydrolats sont également maintenus au frais (consommés **1 an maximum après leur ouverture**).

 ## Si vous prenez des médicaments...

Si vous prenez des médicaments en même temps, veillez bien à ce que leur utilisation combinée ne soit pas nocive pour votre santé. Dans tous les cas, faites appel à votre médecin ou pharmacien pour des informations supplémentaires.

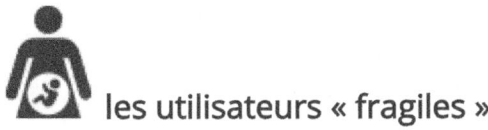 les utilisateurs « fragiles »

Les femmes enceintes, allaitantes, et les enfants ont généralement des dosages et contre-indications spécifiques. Il faut donc se renseigner précisément avant utilisation, et étudier chaque fiche technique avec intérêt.

- Sans aval médical préalable, aucune huile essentielle ne peut être utilisée avant le début du 4e mois de grossesse. N'hésitez pas à demander l'avis d'un médecin ou d'un pharmacien.
- Chez les enfants de moins de 6 ans, la prise d'huiles essentielles par voie orale est à éviter, sauf si avis médical contraire. L'ingestion est contre-indiquée chez les enfants de moins de 3 ans.
- Les personnes âgées, épileptiques ou asthmatiques doivent également se renseigner sur les risques potentiels avant toute utilisation d'huile essentielle.
- Les personnes asthmatiques ou allergiques ne doivent jamais utiliser d'huiles essentielles en aérosols.
- Les personnes facilement allergiques veilleront à faire un test allergique (nous vous expliquons comment procéder un peu plus bas sur cette page) avant tout emploi d'huiles essentielles.

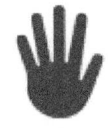 Attention aux dosages et durées de traitement !

Suivez bien le dosage et les conseils d'application de chaque huile essentielle. Pour chacun des couples huile essentielle/problème, il existe des règles très précises.

- Respectez les dilutions conseillées pour toute application cutanée. Une mauvaise dilution peut entraîner irritations, traces ou brûlures sur la peau.
- Avant toute prise orale, lisez bien le dosage et le support conseillé, afin d'éviter une brûlure des muqueuses, et une potentielle intoxication.
- Si aucun changement n'est remarqué, n'augmentez pas les doses et ne cherchez pas à utiliser l'huile essentielle à tout prix. Certaines huiles essentielles doivent être prises sur une courte durée, d'autres ne présentent aucun risque sur le long terme.

La voie orale est très efficace, mais c'est aussi la voie pour laquelle la toxicité éventuelle des composants des huiles essentielles est la plus marquée. Privilégiez les voies cutanées et respiratoires chez les personnes fragiles.

MODULE 11
LES HUILES ESSENTIELLES LES UTILISER EN TOUTE SÉCURITÉ

L'absorption d'une huile essentielle dans l'organisme

Les huiles essentielles sont pourtant loin d'être des produits anodins et la prudence s'impose concernant leur utilisation l'aromathérapie a le vent en poupe, mais avant de vous lancer, mieux vaut en savoir plus sur les modes d'utilisation des huiles essentielles et les précautions d'usage.

Il faut cependant rappeler que l'aromathérapie est une médecine à part entière et que les huiles essentielles sont composées de molécules aromatiques très puissantes, ces produits doivent être utilisés avec précaution afin d'éviter tout risque. Alors il convient donc de respecter les modes d'utilisation, dosages et précautions d'emploi préconisés afin d'éviter tout risque.

Vous pourrez ainsi profiter des bienfaits divers et variés que vous apportent les huiles essentielles aussi bien sur le corps que sur l'esprit !

On appelle absorption le passage d'un médicament dans la circulation sanguine après son administration. Ensuite, c'est grâce à la circulation sanguine qu'elles atteignent les foyers à traiter. Cette étape est très importante, car elle détermine la quantité de substance qui va pénétrer dans l'organisme, elle dépend principalement du mode d'administration.

L'utilisation courante des huiles essentielles se fait principalement selon quatre interfaces : les voies cutanées, respiratoires, buccales et rectales. La composition biochimique et l'application thérapeutique déterminent les moyens d'absorption idéale, et ceux qui doivent être proscrits, pour chaque huile essentielle. Certains composants sont irritants ou toxiques soit pour les muqueuses cutanées et respiratoires, soit encore pour le foie ou le système nerveux.

Par exemple par voie cutanée : le 1,8-cinéole, oxyde monoterpénique, est un *promoteur d'absorption* qui favorisera le passage **transcutané** de ces molécules de la couche superficielle de la peau jusqu'au **derme** pour un effet maximal.

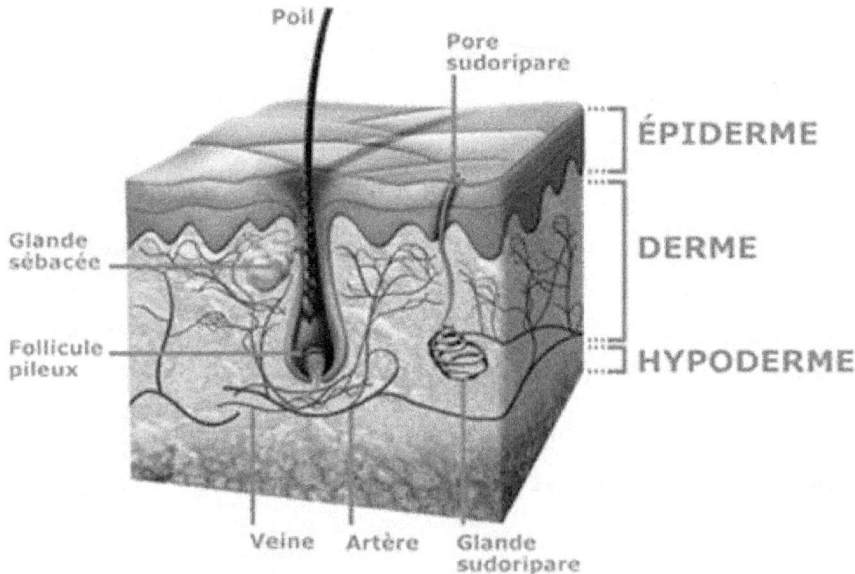

L'**absorption par la peau** se produit de façon passive, par simple diffusion *à travers l'épiderme et le derme*.

Les molécules aromatiques sont absorbées par les petits capillaires sanguins.

La peau étant très perméable aux huiles essentielles, le passage se fait très rapidement.

Plusieurs huiles essentielles peuvent être appliquées directement sur la peau, à condition d'être de qualité. Généralement on utilise une base d'huile végétale (huile porteuse ou un gel neutre) dans lequel une ou plusieurs huiles essentielles sont incorporées en pourcentage plus ou moins important, selon l'effet recherché et la nature des produits.

La lotion obtenue s'utilise en friction ou en massage et permet une excellente absorption des composantes aromatiques.

Mais, attention aux huiles essentielles riches en monoterpènes et phénols ne pas les utilisées pures sur la peau, car elles sont irritantes. (Nous allons voir dans la prochaine section de cette formation la biochimie des huiles ce qui vous permettra de mieux repérer justement les huiles en fonction de leur absorption et du risque de chacune d'elle.

L'absorption par voies respiratoires ou après inhalation, les molécules **très volatiles se rendent immédiatement jusqu'aux alvéoles**, lieux des échanges gazeux dans les poumons, et **passent très rapidement dans le circuit sanguin.**

Les voies respiratoires constituent un circuit favorable pour absorber une grande concentration d'huile essentielle.

La diffusion atmosphérique se fait grâce à un diffuseur ou un brumisateur. Pour éviter de saturer l'air en molécules aromatiques et risquer des irritations, il est recommandé de diffuser les huiles essentielles *de façon intermittente.*

<u>Attention, toutes les huiles ne sont pas bonnes à diffuser.</u>

Ne pas mettre dans un diffuseur des huiles **essentielles à phénols** (sarriette, thym, girofle) qui sont irritantes pour les muqueuses.

L'absorption par la voie orale présente le grand avantage de neutraliser et de détruire les microbes qui séjournent dans le tube digestif.

Après ingestion, les molécules aromatiques traversent les parois de l'intestin et pénètrent dans le sang qui les transporte dans les organes, muscles et autres tissus du corps.

Cette interface peut par contre amener une intolérance digestive, surtout avec des **huiles essentielles phénolées**.

Par voie orale, utiliser un support tel qu'un comprimé neutre ou incorporer à des gélules. Il est aussi possible de prendre **2 gouttes d'huile essentielle par voie interne** en les associant à :

- une cuillerée à thé d'huile d'olive;
- une cuillerée à thé de miel ou de sirop d'érable.

1 à 2 gouttes s'avèrent efficaces, il n'est pas suggéré d'aller au-delà de 6 gouttes par jours (2 gouttes, 3 fois par jour) en automédication.

On estime que le séjour des molécules aromatiques dure en moyenne 1 à 5 jours avant qu'elles soient éliminées.

<u>ATTENTION</u> : Ne jamais donner d'huiles essentielles phénolées aux enfants.

L'absorption par voie rectale ou l'administration de suppositoires permet une absorption efficace et rapide des huiles essentielles, du fait de la grande perméabilité des veines du rectum.

En effet, l'absorption orale emprunte la veine porte et le foie tandis que la voie rectale est directement prise en charge par le système cave et est dirigé vers la petite et la grande circulation.

Ainsi, la voie rectale courts-circuits tout le système digestif.

Un premier avantage de la voie rectale réside dans le fait qu'une huile essentielle introduite dans le rectum ne peut subir de transformation chimique au contact de la muqueuse stomacale.

Un deuxième avantage est appréciable lorsque les huiles essentielles administrées sont d'odeur ou de goût désagréable. **Par contre, cette porte d'entrée ne doit pas être suivie sans la supervision d'un professionnelle de la santé. Vous devez être assisté d'un pharmacien, ou d'un médecin traitant.**

Un suppositoire introduit avec la pointe en premier lieu est, en réalité, placé à l'envers et aura donc tendance à être rejeté rapidement.

Placé avec la pointe en dernier lieu, le suppositoire épousera parfaitement la forme de l'ampoule rectale et y restera sans problème.

Et n'oubliez pas les précautions d'utilisation des huiles essentielles!

Les critères de qualités d'une huile essentielle

La finalité des critères de qualité est de garantir l'authenticité de l'huile essentielle afin d'en assurer une utilisation sûre et efficace et pour être en mesure d'évaluer la qualité d'une huile essentielle, assurez-vous de retrouver sur l'étiquette les indications suivantes :

- le genre et l'espèce botanique certifiés (en latin) ;
- la partie de la plante distillée (fleurs, feuilles, racines, écorces, plante entière) ;
- le chémotype et le pays d'origine.

Les huiles essentielles doivent provenir de plantes botaniquement certifiées par leur **genre** et leur **espèce**. Ceci évite les confusions qui entourent l'utilisation des noms usuels. Il est dangereux d'utiliser des huiles essentielles désignées par leurs noms communs. L'absence de ces informations ne peut plus être considérée comme une simple négligence. Elle suppose que l'huile essentielle n'est pas pure, et provient d'une espèce ou d'un mélange d'espèces botaniques de moindre qualité. Par exemple, à l'intérieur d'un même genre – Eucalyptus – les principes actifs peuvent varier considérablement d'une espèce à l'autre. Ainsi, Eucalyptus globulus ou radiata est utile pour le traitement des voies respiratoires, alors qu'Eucalyptus citriodora convient mieux pour le traitement de l'arthrite.

Aussi chaque partie de la plante produit une huile essentielle aux propriétés différentes. Par exemple : Cinnamomum verum, la cannelle produit trois huiles essentielles distinctes :

- Les racines : contiennent de la bornéone (camphre), un neurotoxique.
- Les feuilles : contiennent de l'eugénol, un puissant anti-infectieux.
- L'écorce : contiens de l'aldhéhyde cinnamique, qui est aphrodisiaque.

Le **chémotype et biochimie** est la signature de l'huile essentielle. L'ensoleillement, le climat, la composition du sol, l'altitude, le moment de la récolte sont tous des facteurs qui influenceront la même plante croissant dans des lieux différents. Pour différencier les huiles essentielles extraites de chacune de ces plantes, on utilise le terme de « chémotype », mot dérivé de chimiotype signifiant "type chimique". Chaque chémotype possède des propriétés thérapeutiques distinctes.

Par exemple, selon l'endroit où il pousse, le romarin officinal (Rosmarinus officinalis) produit trois huiles essentielles au chémotype différent caractérisé par la présence de molécules dominantes :

- Maroc : proportion plus élevée d'oxydes (1,8 cinéole) d'où une action prépondérante au niveau broncho-pulmonaire, expectorante.

- Provence : riche en camphre (20-30 %), décontractant musculaire au niveau cardiaque, hépatotoxique selon la dose.
- Corse : s'ajoutent deux molécules, l'acétate de bornyle et la verbénone qui agissent plus particulièrement au niveau hépatique et digestif. L'étiquette doit donc indiquer selon le cas :
- Rosmarinus off. CT 1,8 cinéole
- Rosmarinus off. CT camphre
- Rosmarinus off. CT acétate de bornyle, verbénone

Les chémotypes représentent une réalité incontournable pour utiliser les huiles essentielles avec discernement et efficacité.

À défaut d'en tenir compte, on risque des échecs qui peuvent mettre en péril la santé et la vie des utilisateurs. C'est bien souvent l'absence de cette information qui est à l'origine des erreurs connues dans le passé.

Quels sont les risques? Une huile essentielle est un extrait de fleurs, de feuilles, de fruits ou d'écorce obtenu par distillation et possédant des vertus médicinales ou cosmétiques. Elles peuvent s'appliquer sur la peau, par voie orale ou respiratoire, mais sous de strictes conditions, car les effets indésirables – voire dangereux – peuvent vite arriver.

Irritation, brûlures, taches sur la peau problème respiratoires, allergies... Les conséquences potentielles d'un mauvais usage de ces huiles sont nombreuses.

La plupart du temps, les effets indésirables font suite à *un surdosage*, ou à la consommation des huiles par des publics à risque, comme les enfants ou les femmes enceintes (voir encadré).

Chaque mode d'absorption des huiles et chaque huile elle-même nécessite toutefois des précautions particulières, d'où la nécessité de bien s'informer avant.

Comment utiliser les huiles essentielles?

Les huiles essentielles sont utilisées depuis plusieurs millénaires. Elles constituent une forme de médecine à part entière et doivent être utilisées avec précaution.

Leurs modes d'utilisation sont variés et de nombreux points sont à prendre en considération avant usage. Que ce soit par voie cutanée, par voie respiratoire ou par voie interne, il est important de bien respecter les précautions d'emploi et les contre-indications.

Les huiles essentielles peuvent être utilisées principalement par voie cutanée, par voie respiratoire ou par voie interne.

Les huiles essentielles sont à utiliser avec précaution. Leurs molécules aromatiques sont très puissantes. Il faut toujours respecter les dosages, les précautions d'emploi et consulter un professionnel de santé. Les modes d'utilisation sont variés. Il faut chaque fois trouver le meilleur moyen d'utiliser une huile en fonction de l'effet recherché.

Il est aussi nécessaire de tenir compte de la **composition de chaque huile** et de la personne concernée. L'utilisation varie en fonction de l'âge, du poids, de l'état de santé, de l'objectif visé.

Lorsqu'elles sont prises par voie orale, les huiles doivent systématiquement être diluées dans un support. Par voie cutanée, elles peuvent utilisées pures ou diluées, selon l'huile choisie.

Lorsque les huiles essentielles sont utilisées par voie interne, il faut toujours consulter au préalable un *professionnel de santé*.

Les huiles essentielles doivent toujours être tenues hors de portée des enfants et, d'une façon générale, l'usage en **est déconseillé aux femmes enceintes** ou **allaitantes**, ou encore lorsque **la personne présente de graves problèmes de santé.**

Les huiles essentielles ne doivent pas être utilisées chez les enfants de moins de 3 ans, sauf sur avis médical.

Elles ne doivent jamais être pulvérisées sur les yeux ou leur contour, dans le nez ou dans les oreilles.

Une huile ne doit jamais être utilisée au hasard et il est recommandé d'effectuer un test de tolérance cutanée dans le pli du coude et d'attendre au moins 24 heures avant de l'utiliser.

Certaines huiles peuvent être irritantes, surtout si elles sont riches en **phénols** ou en **terpènes**. D'autres sont photosensibilisantes, et il ne faut pas s'exposer au soleil durant les quatre heures qui suivent l'utilisation. Pour en connaitre davantage sur la biochimie je vous propose mon livre « *INTRODUCTION AUX HE - Familles biochimiques* ».

Certaines huiles peuvent entraîner des réactions allergiques.

Caractéristiques générales

L'huile essentielle, extrait le plus puissant et évolué du règne végétal, est présente dans les plantes dites « aromatiques ». Elle est obtenue dans la majorité des cas par distillation par entraînement à la vapeur d'eau des composés aromatiques volatils de la plante, excepté les essences d'agrumes qui sont obtenues par simple expression à froid de l'écorce du fruit.

La composition en *molécules biochimiques* actives à la fois très riches et complexes, et très variables selon l'huile essentielle considérée, va déterminer les multiples propriétés et activités de celle-ci sur l'organisme.

Les modes d'utilisation des huiles essentielles sont variés et nombreux.

Il convient de trouver le meilleur moyen d'utiliser celles-ci en fonction de l'effet ou de l'objectif recherché. Il est également nécessaire **de tenir compte de leur composition** et de la **condition de la personne qui les utilise** (âge, état de santé, grossesse...).

Pour une utilisation en cosmétique, les huiles essentielles, très diluées, auront une action locale, alors que pour *une utilisation en aromathérapie*, elles pourront avoir une action locale et/ou systémique, plus générale.

Il faut savoir que les huiles essentielles, **lipophiles** et traversant donc facilement les différentes couches cutanées, pénètrent dans notre corps avant de rejoindre la circulation sanguine puis l'organe malade si tel est le cas.

Outre leur utilité sur la santé, les huiles essentielles peuvent être utilisées tout simplement pour parfumer ou assainir l'atmosphère, pour votre beauté et votre bien-être, mais également pour assaisonner vos plats ou encore entrer dans la confection de produits pour l'entretien de votre maison.

Les modes d'utilisation des huiles essentielles sont très divers. Cependant chaque huile essentielle peut avoir un ou plusieurs modes d'utilisation plus adaptés selon sa composition et ses propriétés.

Voie cutanée

Certaines huiles essentielles peuvent être appliquées pures sur la peau.

Mais le plus souvent, il est conseillé de les diluer dans une huile végétale.

L'utilisation des huiles essentielles par voie cutanée est le plus rapide et le moins risquée.

L'huile essentielle peut être utilisée en massage sur tout ou partie du corps. On dilue alors **30 gouttes d'huile essentielle dans 50 ml d'huile végétale**. Il convient de diluer les huiles essentielles dans un support huileux (huile végétale, beurre végétal...) avant application sur la peau. Cette application est considérée comme la moins risquée, la plus rapide et offrant l'action la plus prolongée.

En massage sur l'ensemble du corps, le massage favorisant la détente, le bien-être et la circulation du sang et donc la diffusion des huiles essentielles.

Les frictions localisées sont réalisées sur la poitrine, la gorge, le haut du dos, l'estomac. Elles peuvent également être pratiquées sur les **points énergétiques** comme la plante des pieds, le plexus solaire, les poignets...

En application locale dans le cas de problèmes de peau, de piqûres d'insectes, de coups ou bleue.

Sur les muqueuses, il convient de toujours demander l'avis médical. En application locale, l'huile essentielle peut soulager une personne souffrant d'un problème de peau ou présentant une piqûre d'insecte, des coups, des hématomes...

L'utilisation **en compresses** permet d'obtenir un effet prolongé.

Il peut s'agir de compresses chaudes (pour les contractures, les douleurs...) ou froides (pour les brûlures, les douleurs, les piqûres d'insectes, pour tonifier...). Il suffit de passer une compresse sous l'eau chaude ou froide, de l'essorer et d'y verser quelques gouttes d'huile essentielle, puis de l'appliquer.

Aujourd'hui, le **bain aromatique** est un moment de bien-être par excellence ! Il constitue une technique simple et efficace pour se maintenir en forme, se détendre, se réchauffer, se relaxer ou soulager ses muscles et articulations. Incorporées dans le bain, les huiles essentielles offrent tous leurs bienfaits **par une double action** de la voie cutanée et de la voie respiratoire.

Dans **le bain**, l'huile essentielle ne peut être utilisée directement dans l'eau. Elle doit préalablement être diluée dans une base neutre comme du savon liquide, une huile végétale, un shampoing...

Dosage : je vous conseille de mettre entre 10 et 15 gouttes d'huile essentielle dans la baignoire. Pour cela, il est nécessaire qu'elles soient mélangées au préalable avec un dispersant tel que le **solubol** (1 goutte d'huile essentielle pour 4 gouttes de solubol), car elles ne sont pas solubles dans l'eau.

Vous pouvez également verser quelques gouttes d'huile essentielle **sur du sel** de mer ou du sel d'Epsom avant leur ajout dans l'eau chaude (35 à 37 °C environ) de la baignoire.

Cependant, rien ne vous empêche de faire un bain plus frais pour activer la circulation du sang.

Une autre idée pour solubiliser les huiles essentielles est de réaliser une huile de bain aromatique en mélangeant **10 % d'huiles essentielles et 90 % d'huile de Ricin**. Diluer ensuite 1 à 2 cuillères à soupe de ce mélange dans l'eau de votre bain.

Voie respiratoire

La voie olfactive a une action directe sur notre psychisme.

Les molécules aromatiques des huiles essentielles montent directement à notre cerveau via les millions de cellules nerveuses situées au niveau de nos muqueuses nasales. Elles vous apporteront rapidement bien-être, sérénité, réconfort et *stimuleront vos défenses immunitaires* de façon très agréable.

Les huiles essentielles peuvent être **utilisées par voie respiratoire**. Elles ont ainsi une action directe sur le **psychisme**, et plusieurs personnes peuvent en profiter simultanément. Il peut s'agir de diffusion atmosphérique.

Certaines huiles essentielles peuvent s'utiliser en diffusion atmosphérique grâce à un diffuseur (par exemple, 10 min 3 s fois par jour) ou un brumisateur pour assainir et purifier l'atmosphère de votre intérieur, mais aussi pour créer une ambiance souhaitée (relaxation, convivialité, sensualité...) ou tout simplement pour parfumer une pièce. Vous pouvez également créer un **vaporisateur d'ambiance**, d'oreiller ou visant à éloigner les insectes en mélangeant vos huiles essentielles avec de l'alcool dans un vaporisateur.

Cela permet d'assainir l'air, de le purifier, de se relaxer, de créer une ambiance olfactive particulière, de parfumer.

L'inhalation, quant à elle, consiste à verser de **2 à 5 gouttes d'huile essentielle** dans un **bol d'eau chaude.** Attendez une ou 2 minutes avant de faire votre inhalation et d'en respirer les vapeurs pendant environ **10 min.**

Installez-vous confortablement et approchez votre visage au-dessus des vapeurs, respirez pendant une dizaine de minutes. Vous pouvez également mettre une serviette sur votre tête avant de commencer afin de bien isoler votre visage.

Cette utilisation est particulièrement adaptée pour les troubles respiratoires. Afin de limiter les risques d'exposition à la pollution ou au froid, les muqueuses étant dilatées et plus perméables aux agents polluants (microbiens ou autres) après une telle séance, il est préférable de réaliser une inhalation humide le soir.

L'inhalation doit vous paraître agréable. Si tel n'est pas le cas et que vous ressentez une gêne, il faut arrêter immédiatement.

L'inhalation sèche consiste à verser quelques gouttes sur un mouchoir ou un galet ou sur un bijou prévu à cet effet et à en respirer régulièrement les effluves.

On peut associer l'utilisation par voie respiratoire à l'usage cutanée, contre le stress, l'anxiété, la nervosité... Il suffit de verser quelques gouttes sur son poignet et de respirer 2 à 3 fois. Vous pouvez renouveler cette opération plusieurs fois par jour dès que vous en ressentez le besoin. Cette voie, qui conjugue la voie respiratoire et la voie cutanée, est intéressante lorsque vous vous sentez stressé, anxieux ou nerveux.

Liste non exhaustive d'huiles essentielles pouvant être utilisées en diffusion : Bergamote, Bois de rose, Camomille romaine, Cannelle écorce de Ceylan, Cèdre de l'Himalaya, Citron, Citron vert, Clémentine, Combawa, Cyprès bleu, Épinette bleue, Épinette noire, Lary, Lavande fine ou vraie, Lavandin super, Lemongrass, Litsée citronnée, Magnolia, Mandarine, Marjolaine sylvestre, Menthe verte, Myrte citronnée, Néroli, Orange douce, Orange sanguine, Pamplemousse, Patchouli, Petitgrain bigarade, Pin larricio, Pin de Patagonie, Pin sylvestre, Rhododendron, Rose, Sapin baumier, Verveine, Vétiver, Ylang-Ylang.

Certaines huiles essentielles ne s'utilisent pas en diffusion : Achillée millefeuille, Ail Amande amère, Aneth, Basilic tropical, Bouleau jaune, Bouleau noir, Camomille allemande, Carotte, Carvi, Christe marine, Ciste ladanifère, Cumin, Estragon, Fenouil doux, Gaulthérie couchée, Gaulthérie odorante, Hélichryse italienne, Khella, Livèche, Millepertuis, Romarin à camphre, Tagète, Tanaisie annuelle.

Ne laissez pas les huiles essentielles à la portée des enfants ni des animaux.

Femmes enceintes et allaitantes, enfants de moins de 6 ans, personnes sensibles : Certaines huiles essentielles leur sont déconseillées notamment en raison de leur contenu en cétones ou en phénols.

Bébés : Ne diffusez pas d'huiles essentielles dans la chambre de bébé.

Certaines huiles essentielles sont déconseillées **aux femmes ayant des antécédents de cancers hormono-dépendants**, aux femmes **enceintes ou allaitantes et aux enfants de moins de 3 ans** en raison de potentiels effets oestrogen-like

La diffusion et l'inhalation d'huiles essentielles sont déconseillées chez les **personnes asthmatiques** (notamment lors d'une crise), et la prudence est de mise chez **les jeunes enfants et les personnes âgées**.

Certaines huiles essentielles, particulièrement puissantes, *ne doivent pas être utilisées seules ou en trop forte concentration* dans les compositions à diffuser.

Respectez les pourcentages maximum indiqués entre parenthèses :

Ahibero (10 %),

Ajowan (5 %),

Baies roses (30 %),

Basilic sacré (30 %),

Bay Saint Thomas (10 %),

Cannelle de Ceylan écorce (10 %),

Cannelle de Ceylan feuilles (5 %),

Cannelle de Chine (5 %),

Cèdre de l'Atlas (60 %),

Cèdre de l'Himalay (60 %),

Crytoméria (30 %),

Eucalyptus à cryptone (5 %),

Eucalyptus globulus (30 %),

Girofle clou et feuilles (5 %),

Hysope couchée (10 %),

Inule odorante (10 %),

Lavande aspic (50 %),

Lavandin super et grosso (50 %),

Menthe des champs (10 %),

Menthe poivrée (10 %),

Menthe verte (10 %),

Muscade (5 %),

Origan compact (5 %),

Origan kaliteri (10 %),

Origan vulgaire (5 %),

Patchouli (30 %),

Pin de Patagonie (60 %),

Sarriette (5 %),

Serpolet (5 %),

Thym à thymol (5 %),

Thym satureoides (10 %),

Ylang-ylang (30 %).

La diffusion

Préférez la diffusion à froid, en utilisant un brumisateur ou un diffuseur électrique, et évitez d'employer des brûle-parfums. En effet, la chaleur risque de dégrader les huiles essentielles.

Ne pas diffuser des huiles essentielles dans une chambre pendant le sommeil.

Diffusez les huiles essentielles dans la chambre 30 minutes au plus tard avant le coucher.

Diffusez les huiles essentielles sur des durées ne dépassant pas 20 minutes d'affilée si vous utilisez un diffuseur électrique.

Assurez toujours une bonne aération quotidienne de vos pièces. Ne diffusez pas dans des espaces confinés non ventilés.

Ne respirez pas les huiles essentielles au-dessus de l'appareil de diffusion.

Évitez de diffuser les huiles essentielles trop près des surfaces vernies ou peintes, car elles risquent de les altérer.

Conservez vos flacons d'huiles essentielles dans un lieu sec, frais, à l'abri de la lumière pour préserver toutes leurs propriétés.

Les huiles riches en phénols ne doivent n'être ni diffusées ni inhalées.

Les huiles essentielles riches en cétones ne doivent pas être diffusées.

L'utilisation par voie respiratoire est interdite aux personnes asthmatiques, et il convient de faire attention en ce qui concerne les personnes âgées et les enfants.

La diffusion ne doit jamais être continue dans une pièce fermée.

DIFFUSEURS HUILES ESSENTIELS

Véritable émerveillement des sens, les huiles essentielles apportent calme, sérénité, et participent à la quiétude de votre intérieur.

Elles sont connues et utilisées depuis des millénaires. Ainsi, elles augmentent la qualité de votre sommeil, soulagent les rhumes ou purifient l'air.

Pour profiter au mieux de ces trésors naturels, il convient de respecter certains principes.

Les huiles perdront par exemple leurs propriétés en étant chauffées.

Une possibilité pour leur diffusion repose sur un diffuseur, pour autant nous devinons vite les limites du procédé puisque la diffusion reste réduite à une faible surface.

Il serait dommage de ne pas utiliser au mieux les avantages offerts par les huiles.

- Un diffuseur électrique pour huiles essentielles présente à l'inverse une capacité de diffusion optimale.

RAPPEL - PRÉCAUTIONS POUR LA DIFFUSION DES HUILES ESSENTIELLES

- N'utilisez en diffusion que des huiles 100 % pures & naturelles.

- Veiller au choix des huiles essentielles (allergie, contre-indications).
- Privilégiez les huiles essentielles adaptées pour être diffusées dans l'atmosphère (notamment Bois de Rose, Citron, Citronnelle, Eucalyptus, Géranium, Lavande, Lemongrass, Menthe poivrée, Myrte, Orange, Patchouli, Pamplemousse, Romarin, Santal, Ylang Ylang).
- Certaines huiles peuvent être irritantes pour la muqueuse respiratoire, voire neurotoxiques si elles sont utilisées pures ou sur une longue durée.
- Ne pas diffuser en présence d'enfants de moins de 3 ans, de femmes enceintes ou allaitantes, de personnes allergiques ou asthmatiques.
- Ne pas diffuser toute une nuit en présence de quelqu'un qui dort.
- Disposer le diffuseur de telle sorte que les personnes ne reçoivent pas directement la diffusion au niveau du visage ou des yeux.
- Toujours tenir votre diffuseur ainsi que vos flacons huiles essentielles hors de portée des enfants.
- N'oubliez pas vos animaux domestiques, qui eu peuvent également être sensibles à la diffusion.

Avec leur forte concentration en principes actifs, les huiles essentielles ne sont pas à prendre à la légère. Si elles peuvent rendre l'ambiance agréable et détendue, elles peuvent également avoir des conséquences sur notre santé. Quelles huiles essentielles ne doit-on pas diffuser, inhaler, utiliser? Quel comportement adopter avec un enfant ou un bébé? Quelles sont les maladies qui présentent une incompatibilité avec certaines huiles essentielles? Voici des informations utiles pour bien utiliser les huiles essentielles.

Les huiles essentielles à cétones ou phénols

Les huiles essentielles qui contiennent des cétones ou des phénols ne doivent en aucun cas être diffusées dans l'air. Ces substances ne doivent pas entrer dans les voies respiratoires, car elles risquent de provoquer de graves irritations. C'est le cas des l'HE de girofle et de cannelle feuille, de romarin camphré, de lavande aspic et de menthe poivrée. L'HE de thym à thymol peut éventuellement être inhalé, mais dans des proportions très minimes.

Prenez garde aux HE qui contiennent des esters

Les huiles essentielles qui contiennent des esters comme le méthyl chavicol, présent dans l'estragon, dans le basilic tropical et dans le fenouil, ne doivent pas être inhalées ou diffusées dans l'air, à chaud comme à froid. Il en va de même pour les HE de noix muscade, de persil et de ravintsara anisé qui risquent d'endommager les muqueuses des voies respiratoires. Les HE avec citronellol ne sont pas à utiliser pour l'inhalation, comme l'eucalyptus citronné, mais peuvent éventuellement être diffusées avec parcimonie.

Attention au pouvoir asséchant de certaines substances

Lors de la diffusion ou de l'inhalation, il faut être sûr d'utiliser les bonnes huiles essentielles. Par exemple, l'eucalyptol n'est pas une substance recommandée pour traiter les toux sèches. Au contraire, votre toux risque de s'aggraver en présence de cet asséchant naturel. On trouve l'eucalyptol dans les HE de niaouli, de ravintsara, d'eucalyptus radiata et de myrte vert.

La diffusion en présence d'enfants ou de femmes enceintes

De nombreuses huiles essentielles ne sont pas indiquées en présence d'enfants et de femmes enceintes, n'hésitez pas à vérifier les indications présentes sur le flacon et à demander conseil à un aromathérapeute. Dans tous les cas, il ne faut jamais diffuser des HE dans une pièce dans laquelle se trouve un bébé ou un enfant. Ceux-ci peuvent entrer seulement 10 minutes après la fin de la diffusion.

Les précautions en cas de maladies

Les personnes asthmatiques, épileptiques, allergiques au camphre ou ayant tendance à l'hypertension ou à l'hypotension, doivent faire très attention à la nature des HE utilisée. Le pin sylvestre est interdit pour les personnes souffrant d'hypertension, l'eucalyptus radiata et la marjolaine à coquille sont proscrits en cas d'asthme ou d'épilepsie.

Ne pas utiliser en diffusion...:

La cannelle (cinnamomum vera, cinnamomum zeylanicum, cinnamomum cassia): Riche en cinnamaldéhyde, la cannelle, une fois diffusée, peut être très irritante pour les voies respiratoires, sans compter que plusieurs personnes y sont allergiques à différents degrés. Pour éviter un concert de toux, on peut la diffuser une fois diluée à un maximum de 5%avec d'autres huiles essentielles plus douces, comme l'orange, par exemple. Il faut toutefois se rappeler que la cannelle, même en très petite quantité, va dominer toutes les autres odeurs.

Le clou de girofle (syzygium aromaticum): Bien qu'il contient de l'eugénol, un phénol beaucoup moins irritant que le carvacrol de l'origan ou le thymol du thym, le clou de girofle peut être très irritant en diffusion, comme son amie la cannelle. Il vaut mieux le diluer à un maximum **de 5 %** avec d'autres huiles essentielles.

La menthe poivrée (menta piperita), **la menthe verte** (menta spicata) et la menthe des champs (menta arvensis): L'utilisation des feuilles de menthe est sans danger et pourrait nous laisser croire que son huile essentielle est tout aussi inoffensive! Mais attention! Les huiles essentielles de menthes sont des composés riches en cétones, une famille de molécules neurotoxiques (toxiques pour le système nerveux) et abortives. En diffusion, elles doivent être diluées avec d'autres huiles essentielles à un maximum de 15 %, et diffusées sur une durée limitée.

La gaulthérie fragrantissime ou couchée, aussi appelée thé des bois (gaulteria frangrantissima ou gaulteria procumbens): Très irritante, elle est déconseillée en diffusion. Elle peut s'avérer neurotoxique à haute dose.

Les huiles essentielles riches en phénols: l'origan d'Espagne (corydothymus capitatus), l'origan sauvage (origanum compactum), le thym à thymol (thymus vulgaris CT thymoliferum), le thym rouge (thymus zygis), la sarriette des montagnes (satureja montana): Ces huiles essentielles sont très irritantes pour les muqueuses, autant pour la peau si on les applique directement que pour les voies respiratoires en diffusion pure.

Pour les infections respiratoires, il vaut mieux utiliser le **ravintsara (cinnamomum camphora CT cineoliferum)** qui est plus doux, ou diluer les huiles essentielles à phénols à un maximum de 5 % avec d'autres huiles essentielles non irritantes et les diffuser durant une quinzaine de minutes seulement.

La muscade (myristica fragrans): L'huile essentielle de muscade est à la fois neurotoxique, hépatotoxique (toxique pour le foie) et stupéfiante à forte dose. Son emploi devrait être réservé aux professionnels.

Les huiles essentielles riches en camphre: camphrier blanc (cinnamomum camphora formosanum), romarin à camphre (cinnamomum camphora CT camphoriferum), lavande papillon (lavandula stoechas), lavande aspic (lavandula spicata) et la tanaisie annuelle(tanacetum annuum): Le camphre (aussi appelé bornéone) est une cétone monoterpénique neurotoxique. On évite donc de les utiliser en diffusion et on les emploie avec prudence.

Les autres huiles essentielles riches en cétones, dont la sauge officinale (salvia officinalis), l'hysope couchée (hysopus officinalis), le cèdre du Canada (thuja occidentalis) et le cèdre de l'Atlas (cedrus atlantica), le fenouil (foeniculum vulgare), l'aneth (anethum graveolens) et le carvi (carum carvi) sont à éviter en diffusion

L'eucalyptus globulus aussi contient des cétones en petite quantité, on évite alors de le diffuser en présence d'un enfant. L'eucalyptus radié (eucalyptus radiata) est beaucoup plus sécuritaire.

Les mélanges ou parfums contenant de l'alcool: L'alcool en diffusion peut s'avérer très toxique! On doit éviter d'en diffuser et on s'assure que tout l'alcool qu'on a utilisé pour nettoyer son diffuseur soit évaporé avant de le mettre en marche.

Quelques précautions supplémentaires:

Les bébés et enfants: La diffusion d'huiles essentielles doit se faire sans que l'enfant ne soit dans la pièce. Les enfants de moins de 7 ans ne devraient pas être en contact avec les huiles essentielles riches en cétones.

Les personnes enceintes ou qui allaitent: Même si l'inhalation d'huiles essentielles est moins risquée que l'ingestion, on évite les huiles essentielles présentant une toxicité. Les huiles essentielles contenant des cétones sont à proscrire, car elles peuvent être abortives! En cas de doute, demandez conseil à une naturopathe diplômée ou une aromathérapeute.

Les animaux domestiques: L'animal doit avoir la capacité de sortir de la pièce si l'odeur l'incommode, alors on évite de diffuser dans une pièce fermée si l'animal est présent. On doit aussi faire attention aux animaux qui ne peuvent pas se déplacer, comme un oiseau en cage par exemple. Dans le doute, il vaut mieux s'abstenir!

Les personnes souffrant d'asthme: Il faut savoir que les enfants et les adultes asthmatiques peuvent réagir négativement à n'importe quelle huile essentielle en diffusion, aussi douce soit-elle! Il faut rester vigilant aux symptômes, cesser la diffusion et aérer la pièce en cas de réaction négative. La marjolaine à coquilles (origanum majorana) est à proscrire absolument, car elle peut s'avérer bronchoconstrictrice (resserre les bronches). Il faut aussi être particulièrement prudents avec les huiles essentielles contenant du 1,8 cinéole: certaines personnes asthmatiques peuvent réagir négativement, même si d'autres peuvent voir leur état s'améliorer grâce à ces huiles essentielles.

Les personnes souffrant d'épilepsie: Il est impératif de connaître la composition chimique des huiles essentielles avant de les diffuser (ou de les utiliser de quelque façon que ce soit) chez une personne souffrante d'épilepsie ou qui est sujette aux crises de convulsions. Les huiles essentielles contenant des cétones doivent absolument être évitées.

L'utilisation d'un diffuseur est idéale pour profiter des huiles essentielles. Mais immédiatement se pose la question de l'huile essentielle choisir.

Il en existe tellement qu'il est difficile de s'y retrouver.

De plus, toutes les huiles essentielles ne sont pas bonnes à diffuser.

En effet, certaines huiles essentielles peuvent être irritantes ou tout simplement trop épaisses pour une diffusion optimale.

Ce petit lexique des huiles essentielles pour diffuseur fait le tour de la question en deux parties : quelles huiles essentielles pour diffuseur? et durée de la diffusion.

Quelles huiles essentielles sont sécuritaires en diffusion?

Comme il peut être difficile de s'y retrouver, j'inclus une liste (non exhaustive) d'huiles essentielles sécuritaires en diffusion.

Outre l'utilisation chez les personnes à risque (personnes très âgées, malades, les bébés et les enfants, les femmes enceintes ou allaitantes, les personnes asthmatiques ou épileptiques, les personnes présentant des allergies), certaines huiles essentielles peuvent être diffusées sans danger avec des adultes en bonne santé:

♥ **Les zestes d'agrumes**: citron (citrus limonum), orange (citrus sinensis), pamplemousse (citrus paradisi, qui porte très bien son nom!), yuzu (citrus ichangensis x C reticulata), mandarine (citrus reticulata), bergamote (citrus bergamia)

♥ **Les feuilles d'agrumes**: petitgrain bigaradier (citrus aurantium var. amara), petitgrain mandarinier (citrus reticulata)

♥ **Le néroli** (citrus aurantium fleur)

♥ **La lavande vraie** (lavandula vera) ou la lavande fine (lavandula angustifolia)

♥ **La plupart des conifères**: sapin baumier (abies balsamea), épinette noire (picea mariana), épinette blanche (picea glauca), pruche (tsuga canadensis), on évite le cèdre de l'Atlas (cedrus atlantica) et le cèdre du Canada ou thuja (thuja canadensis)

♥ **Le laurier noble** (laurus nobilis)

♥ **Le niaouli** (melaleuca quinquenervia cineolifera)

♥ **La litsée citronnée** (litsea cubeba)

♥ **La verveine odorante** (lippia citriodora)

♥ **La verveine des Indes** ou "**lemongrass**" (cymbopogon flexuosus)

♥ **La citronnelle** (cymbopogon winterianus)

♥ **Le ravintsara** (cinnamomum camphora cineoliferum)

♥ **Le romarin à cinéole** (rosmarinus officinalis CT cineoliferum)

♥ **Le palmarosa** (cymbopogon martinii var. motia)

♥ **L'ylang ylang** (cananga odorata)

♥ **Le géranium bourbon** (pelargonium graveolens var. bourbon) et le géranium rosat (pelargonium asperum)

♥ **Le bois de santal** (santalum album)

♥ **L'eucalyptus radié** (eucalyptus radiata) et l'eucalyptus globuleux (eucalyptus globulus), mais PAS l'eucalyptus à cryptone (eucalyptus polybractea) NI l'eucalyptus mentholé (eucalyptus dives)

♥ **L'eucalyptus citronné** (corymbia citriodora)

♥ **La camomille allemande** (matricaria recutita) et la camomille romaine (chamamelum nobile)

♥ **Le katrafay** (cedrelopsis grevei)

♥ **Le thé du Labrador** (rhododendron groenlandicum)

♥ **La marjolaine à coquilles** (origanum majorana), la marjolaine à thujanol (oreganum majorana CT thujanoliferum) et la marjolaine sylvestre (thymus mastichina)

♥ **La mélisse** (mélissa officinalis), mais tu dois vider tes REER pour acheter une bouteille!

♥ **Le basilic sacré** (ocimum sanctum)

♥ **Le bois de rose** (aniba rosaeodora var. amazonica) et le bois de Hô (cinnamomum camphora CT linalol), mais rappelons-nous que le bois de rose a été surexploité et *est en danger d'extinction*!

♥ **Le thym à linalol** (thymus vulgaris linaloliferum) et le thym à thujanol (thymus vulgaris thujanoliferum)

<u>Note:</u> Les noms latins sont (compliqués, mais) d'une importance capitale en aromathérapie!

Le nom vernaculaire n'est pas suffisant pour différencier les espèces et peut porter à confusion.

Un exemple parmi tant d'autres, la sauge officinale (salvia officinalis) est riche en cétones (neurotoxiques et abortives) alors que la sauge sclarée (salvia sclarea) est inoffensive.

Une nuance qui passerait joyeusement dans le beurre si on l'appelle seulement sauge!

DÉTENTE, CALME ET REPOS

Rien de tel que l'utilisation d'un diffuseur pour bénéficier des huiles essentielles. Après une journée stressante, allumez votre diffuseur d'huiles essentielles, versez quelques gouttes de la synergie d'huiles essentielles Paix et installez-vous confortablement dans votre canapé. Cette synergie à une fragrance subtile, reconnues pour des vertus apaisantes et relaxantes. Détente garantie !

Autrement, voici **3 synergies d'huiles essentielles pour diffuseur**, à faire soi-même, et particulièrement efficaces pour créer une atmosphère de détente et de calme:

1. huiles essentielles de lavande, et de marjolaine (20 gouttes de chaque)

2. huiles essentielles d'orange, pamplemousse et de bois de santale (20 gouttes de chaque)

3. Huiles essentielles d'orange, de géranium et d'ylang-ylang (15 gouttes de chaque).

STIMULANT ET REVIGORANTE

Voici **3 synergies d'huiles essentielles pour diffuseur**

1. huiles essentielles de Bergamot, d'Encens, Romarin (10 gouttes de chaque)

2. huiles essentielles de Pamplemousse, Lime, (10 gouttes de chaque)

3. huiles essentielles de Bergamot, Pamplemousse, Lime (10 gouttes de chaque)

RAFRAÎCHISSANT

Voici **2 synergies d'huiles essentielles pour diffuseur**

1. huiles essentielles de Cèdre, Géranium, Orange (10 gouttes de chaque)
2. huile essentielle de Gingembre, Oregano, Myrrh (10 gouttes de chaque)

LES ATMOSPHÈRES SENSUELLES

Dans votre diffuseur d'huiles essentielles, versez :

- 2 gouttes d'absolu de jasmin
- 4 gouttes d'huile essentielle de Lavande
- 2 gouttes d'huile essentielle de bergamote

Vous pouvez également tester ma composition « Amour Fou », qui est composée d'une synergie d'huiles essentielles aux propriétés aphrodisiaques et stimulantes.

5 gouttes d'Huile essentielle de **Gingembre,** de **Sauge Sclarée**

Gingembre

Qui ne connaît pas le gingembre pour ses propriétés aphrodisiaques ! L'huile essentielle de gingembre a naturellement conservé ces mêmes vertus et c'est une excellente tonique sexuelle qui peut être employée lors de petites baisses de libido.

Sauge Sclarée

L'huile de Sauge Sclarée est aphrodisiaque, mais elle peut aussi être employée pour lutter contre plusieurs troubles féminins, dont les symptômes, pré ménopause, aménorrhée, frigidité, cycles menstruels irréguliers. Elle fait partie des huiles essentielles « œstrogènes like" car l'un de ses composants ressemble beaucoup aux œstrogènes.

UNE AUTRE SYNERGIE :

5 gouttes de chaque d'Huile essentielle **d'Ylang Ylang, Patchouli** et **Bois de santal**

Cette synergie agit sur le stress et les angoisses, elle est calmante au niveau respiratoire et cardiaque. Elle est intéressante pour ses propriétés aphrodisiaques, mais aussi pour son action tonique générale.

Pour un effet aphrodisiaque, vous pouvez faire des frictions ou massages dans le bas du dos en diluant 2 gouttes dans une cuillère à soupe d'huile porteuse d'Amandes douces.

LES ATMOSPHÈRES PURIFIANTES

Purifier l'air est devenu une nécessité compte tenu de la pollution ambiante croissante. Voici une proposition de **3 compositions** pour purifier et assainir l'atmosphère d'une pièce. Action antibactérienne garantie.

- Lavande (25 gouttes), romarin (10 gouttes), citron (10 gouttes), lemongrass (5 gouttes), arbre à thé (5 gouttes)
- Orange (20 gouttes), citron (10 gouttes) et arbre à thé (5 gouttes)
- Bergamote, orange, citron (10 gouttes de chaque)

EN HIVER, RESPIREZ À PLEINS POUMONS

L'hiver, pensez à régulièrement utiliser l'une de ces 3 formules d'huiles essentielles pour diffuseur:

- Romarin (5 gouttes) et lavande (10 gouttes)
- Thym (10 gouttes), bois de rose (5 gouttes) et arbre à thé (5 gouttes)
- Lavande (10 gouttes de chaque)
- Bergamot, Pamplemousse (10 gouttes de chaque)

LES ATMOSPHÈRES DYNAMISANTES

Besoin d'un coup de pouce pour affronter une journée difficile? 10 minutes de diffusion, au réveil, de l'une de ces 2 compositions :

- Bergamote (10 gouttes), Orange (10 gouttes),
- Lavande, et Citron (10 gouttes de chaque)

Vous pouvez également profiter de la Composition Vitalité

LES HUILES ESSENTIELLES ANTI-INSECTES

Je vous propose 2 compositions efficaces pour éloigner les insectes (moustiques...) :

- Citronnelle, Géranium et Bergamot (10 gouttes de chaque)
- Géranium, et arbre à thé (10 gouttes de chaque)

LES HUILES ESSENTIELLES POUR DIFFUSEUR ANTI-ODEURS ET ANTI-TABAC

Ce mélange est particulièrement efficace pour lutter contre les mauvaises odeurs : Lavande, Menthe poivrée et Sauge (10 gouttes de chaque).

Pour lutter plus particulièrement contre les **odeurs de tabac**, préférez la composition suivante : Verveine, Géranium, Lavande (10 gouttes de chaque) et Cèdre (5 gouttes).

DURÉE DE LA DIFFUSION

La durée de la diffusion et le débit adopté dépendent de la taille du local et du nombre de personnes présentes. On compte néanmoins 2 à 3 minutes de diffusion par heure et par personne.

Il peut être judicieux de brancher le diffuseur sur une prise programmable afin de profiter au mieux du diffuseur.

Suggestions d'utilisation pour créer une ambiance d'intérieur personnalisée :

- 5 à 10 min par heure, ou 30 min en début de matinée, 30 min en fin d'après-midi.

- **Dans les chambres à coucher**, pour désodoriser la pièce ou pour favoriser le sommeil et la relaxation : 5 à 10 min au lever et 5 à 10 min avant de se coucher.

✎ **Dans la chambre d'un malade**, pour faire tomber la fièvre, réduire la fatigue et la tension, pour éliminer les germes. 5 à 10 min par heure.

Voie interne

D'autre part, les huiles essentielles peuvent être utilisées en combinaison. La création de synergies aromatiques permet de compléter ou renforcer certaines de leurs actions en fonction des besoins recherchés.

L'utilisation des huiles essentielles par voie interne est obligatoirement soumise à un avis médical.

Absorbées par voie orale, les huiles doivent être **obligatoirement diluées**, à raison de **1 à 2 gouttes** sur une pastille neutre, du sucre, du miel, de l'huile végétale.

Elles peuvent être également diluées dans l'eau après avoir été mélangées avec un dispersant.

Les huiles essentielles absorbées par voie interne ne concernent que les adultes et les enfants de plus de 7 ans et ne peuvent être prises que **sur de courtes périodes.**

La voie orale est une voie majeure qui permet surtout de traiter les problèmes digestifs et hépatiques ou de procéder à traitement de terrain.

Il existe d'autres voies d'administration (rectum, vagin) avec les suppositoires ou les ovules gynécologiques.

Cependant celles-ci sont dites « médicales ».

<u>**La préparation de telles formules est considérée comme de la fabrication de médicaments.**</u> Elle est donc réservée aux pharmaciens et aux laboratoires spécialisés.

Les suppositoires et les ovules gynécologiques sont prescrits par un médecin et préparés par un pharmacien.

En cuisine

Quasiment toutes les huiles essentielles peuvent être utilisées en cuisine, certaines étant toutefois plus appropriées que d'autres. Utilisées à chaud ou à froid, les huiles essentielles apportent une saveur raffinée et subtile à vos huiles, plats ou desserts.

Que son parfum soit doux ou corsé, **une à deux** gouttes suffisent pour parfumer un mets de manière originale et durable.

Je vous conseille de dissoudre l'huile essentielle dans la matière grasse de la recette.

Pour aromatiser vos thés ou tisanes, il est possible d'incorporer quelques gouttes d'huile essentielle selon vos goûts personnels dans une tasse d'eau chaude que je vous conseille de diluer au préalable avec **un dispersant tel que le solubol** ou le disper (1 goutte d'huile essentielle pour 4 gouttes de dispersant).

En général, pour une tasse moyenne (de type « mug »), 1 à 3 gouttes d'huile essentielle suffisent.

Certaines personnes utilisent les huiles essentielles pour aromatiser leurs plats. Mais comme **elles sont très concentrées,** il faut bien savoir les choisir et respecter leur taux de dilution qui doit être important en fonction des huiles. De manière générale il ne faut jamais dépasser les **3 gouttes d'huile essentielle** pour un adulte par prise et limiter ses prises à 3 fois par jour. Il ne faut jamais absorber les huiles essentielles directement.

Pour les intégrer dans un plat on peut les diluer dans un corps gras (crème, huile) avant de les intégrer en *fin de préparation*. **Il ne faut pas chauffer les huiles essentielles.**

On peut également rajouter le miel avec l'huile essentielle dans une tisane ou de l'eau chaude, *mais pas bouillante*.

Le bien fait moléculaire se voit compromis par la chimie digestive du corps humain. Il est donc préférable d'utiliser un autre moyen pour utiliser les huiles essentielles. De plus très souvent les aliments frais comme le basilic peut-être facilement utilisé et à des coûts moins dispendieux avec des effets plus efficaces.

Rappelez vous les huiles essentielles sont un procédé moléculaire qui agissent par voie sanguine les deux façons les plus rapides pour ce faire est l'inhalation et cutané.

Pour un problème digestif, il est en application à même la peau la meilleure façon ! Vous pouvez également ajouter une dizaine de gouttes d'huile essentielle dans l'eau de votre bain.

Utilisée et reconnue depuis l'antiquité, la **phytothérapie** a fait ses preuves pour faciliter la digestion et limiter les désagréments qui y sont liés.

Je vous propose de lire également mon livre « **Les huiles essentielles dans votre cuisine** », vous trouverez un tableau complet des huiles essentielles, végétales, hydrolat, extraits aromatiques naturels, colorants naturels, ainsi que des extraits de plantes que vous pouvez utilisé en toute sécurité dans vos recettes. Vous retrouverez également des recettes culinaires gourmandes et originales, avec huiles essentielles, hydrolats, extraits aromatiques... Enchantez vos papilles avec des idées savoureuses et créatives !

Ajoutez des huiles essentielles *antibactériennes* dans vos produits d'entretien ménager « fait-maison » pour désinfecter ou détartrer vos WC, poubelles, vos sols ou surfaces...

Quelques idées : Tea-tree, Citron, Lemongrass, Lavandin, Eucalyptus radié, Pin sylvestre...

Pour la lessive, remplacez l'adoucissant par du vinaigre blanc additionné d'huiles essentielles ou ajoutez tout simplement quelques gouttes d'huile essentielle dans le tambour de la machine à laver pour parfumer votre linge.

Quelques idées : Citron, Orange, Néroli, Ylang-Ylang, Lavandin...

Pour faire fuir les insectes, certaines huiles essentielles répulsives peuvent vous aider à faire fuir les moustiques ou autres insectes. Vous pouvez fabriquer un vaporisateur hydroalcoolique pour pulvériser les endroits infestés de votre maison.

Quelques idées : Cèdre de l'Atlas, Cèdre de l'Himalaya, Citronnelle, Cryptoméria, Eucalyptus citronné, Géranium Égypte, Lavande vraie, Lavandin super, Lemongrass, Nard jatamansi, Tea tree citronné...

Pour lutter contre les acariens, les huiles essentielles sont encore là pour vous aider à en venir à bout ! Vous pouvez placer directement dans le sac à aspirateur un coton imbibé d'huiles essentielles ou fabriquer un vaporisateur hydroalcoolique pour pulvériser les endroits infestés de votre maison.

Quelques idées : Cryptoméria, Eucalyptus radié, Lavandin super, Litsée citronnée, Nard jatamansi, Romarin à cinéole...

Dans vos armoires ou placards, vous pouvez disposer quelques gouttes d'huile essentielle sur un chiffon ou galet pour une action antimites ou tout simplement pour apporter une note parfumée.

Quelques idées : Cèdre de l'Atlas (antimites), Lavandin super, Cryptoméria...

Pour assainir l'atmosphère ou parfumer une ou plusieurs pièces de votre maison, mais également vos tiroirs, placards, armoires ou encore votre linge, profitez des diverses senteurs des huiles essentielles selon votre goût, que ce soit en diffusion, en vaporisateur, sur un galet ou un tissu...

Quelques idées : Pamplemousse, Citron, Lavande vraie ou fine, Laurier noble, Ylang-Ylang, Orange douce...

MODULE 12
ACCIDENTS LIÉS À UNE MAUVAISE
UTILISATION DES HUILES ESSENTIELLES :

En cas de...	...Que faire?
Ingestion accidentelle	Avaler ou faire avaler 3 ou 4 cuillères à soupe d'huile végétale. Si des symptômes digestifs ou nerveux apparaissent, il faut envisager un lavage d'estomac dans un centre hospitalier. N'hésitez pas à téléphoner au centre antipoison le plus proche ou à appeler un médecin.
Projection accidentelle dans l'œil	En cas de contact, rincer à grande eau puis appliquer une huile végétale pour diluer. Consulter un médecin ou un ophtalmologiste si la vision est gênée ou si vous ressentez des douleurs.
Démangeaisons - Allergie	Arrêter l'application de l'huile essentielle ou du mélange concerné. Appliquer une huile végétale apaisante. Consulter un médecin ou un allergologue si besoin.
Sensation de brûlure	Ne pas utiliser d'eau pour rincer, mais une huile végétale pour diluer. Consulter un médecin si besoin.

Voie interne

Il convient de toujours demander un avis médical pour un traitement par voie interne avec les huiles essentielles.

Les huiles essentielles prises par voie orale doivent toujours être diluées sur un support (comprimé neutre, sucre, miel, huile végétale).

Il est <u>interdit</u> d'administrer les huiles essentielles par voie orale chez les enfants de moins de 6 ans.

Vous venez d'ingérer une huile essentielle qui vous occasionne des douleurs ?

Ne vomissez pas, ne buvez pas de lait. Mais absorbez du charbon végétal (au fort pouvoir absorbant) et contactez le centre antipoison le plus proche de chez vous. Communiquez le nom latin (nom botanique) de l'huile essentielle.

En cas de réaction plus grave (nausées, vertiges, etc.), rendez-vous aux urgences.

Avertissement

Les informations sur les huiles essentielles disponibles sur notre site internet, sur notre catalogue et sur nos plaquettes sont mises à votre disposition à titre informatif. Elles représentent la synthèse de nos lectures de différents ouvrages concernant l'aromathérapie. Elles ne sauraient en aucun cas constituer une information médicale, ni même engager notre responsabilité.

Traitement médicamenteux

Demandez toujours un avis médical (aromathérapeute...) avant d'associer des huiles essentielles avec un traitement médicamenteux.

Une goutte d'huile essentielle vient de tomber dans vos yeux, ou vous visiez les tempes, mais vous vous êtes trop approché des yeux : rincez avec une huile végétale. L'eau ne sert à rien !

Si une huile essentielle dermocaustique vous « brûle » la peau, aspergez-la d'huile végétale.

Mais absorbez du charbon végétal (au fort pouvoir absorbant) et contactez le **centre antipoison** *le plus proche de chez vous*. Communiquez le nom latin (**nom botanique**) de l'huile essentielle.

En cas de réaction plus grave (nausées, vertiges, etc.), rendez-vous aux urgences.

Respecter le dosage des huiles essentielles

Les huiles essentielles et les essences *sont composées à 100 % de principes actifs* qui leur confèrent **un pouvoir thérapeutique élevé**. Il convient donc de suivre les conseils d'un spécialiste avant l'utilisation de toute huile essentielle, **en respectant la posologie et la durée.**

Quels sont les dosages des huiles essentielles?

Une huile essentielle est efficace pour une dose donnée et sur une durée déterminée.

Si une huile essentielle n'a pas l'effet désiré au bout de **4-5 jours**, il est préférable d'en changer (en général, plusieurs huiles essentielles peuvent être utilisées pour un même symptôme).

Continuer le traitement avec une huile essentielle ayant des propriétés semblables.

Un médecin/aromathérapeute peut prescrire des traitements plus longs à des doses supérieures en fonction de la gravité de la maladie, de son ancienneté et de l'effet recherché.

Contrairement à ce qui est indiqué dans la littérature française et « copiée/collée » d'un site internet à un autre, les cas où l'ingestion des huiles essentielles est requise sont rares.

Nous utiliserons les hydrolats pour tout ce qui aura un besoin de prise oral ou d'ingestion.

Une règle générale simple permet de fixer les doses que l'on peut absorber par voie interne :

- chez l'adulte : 1 goutte par 25 kg de poids corporel, de 1 à 3 prises par jour.
- chez l'enfant : **ne pas utiliser d'huile essentielle par voie interne**

<u>IMPORTANT</u> : Ces informations par voie orale sont données à titre d'information générale. Pour tout usage thérapeutique des huiles essentielles, la consultation d'un médecin/pharmacien spécialisé en aromathérapie est indispensable.

Concentrations d'huiles essentielles en usage externe :

- Bain (adulte) : 10 gouttes maximum à diluer
- Bain des pieds : 4 à 6 gouttes
- Crème de massage : 2 à 2,5 %
- Crème visage : 0,1 à 1 %
- Huile de massage : 2 à 10 % - soit environ 4 à 20 gouttes d'HE dans 1 cuillère à soupe d'huile grasse
- Inhalation humide : 6 –10 gouttes dans 250 ml d'eau (selon l'âge)
- Inhalation sèche : 2–3 gouttes sur un mouchoir ou dans un stick inhalateur
- Lait corps, lotion : 1 à 1,5 %
- Pommade : 3 à 5 %
- Répulsif insectes : 2 à 2,5 % - soit env. 4 à 5 gouttes dans 1 cuillère à soupe de lotion

- Shampooing et après-shampooing : 0,5-1,5 % 20 à 30 gouttes pour 1 verre de shampooing (125 ml)
- Vaporisateur atmosphérique : 50 à 100 gouttes dans 30 cl d'eau (bien agiter avant usage)

mesures et équivalences :

35 gouttes = environ 1 ml

175 gouttes = environ 5 ml

1 cuillère à soupe = environ 10 ml

À PROPOS DE L'AUTEUR

Diane est une femme qui a de multiples cordes à son arc, elle se décrit comme une Éclaireuse de Vie, une artisane de lumière.

C'est-à-dire qu'elle met en lumière des aspects de la Vie qui apparaisse plus sombre, injuste ou incompréhensive aux gens afin que la ou les personnes retrouvent le chemin de la paix au cœur de l'être.

Diane s'intéresse depuis toujours à l'évolution de l'être humain et à ses questionnements métaphysiques. L'univers des symboles est son champ d'action.

C'est à travers ses multiples connaissances, expériences et formations comme auteure, conférencière, astrologue, coach, aromathérapeute et médium de naissance quelle se connecte à vous et prend le temps de vous amener tout doucement dans l'espace unique qui vous habite.

Ces intérêts lui ont permis de développer des services de consultations, des conférences, des ateliers et des formations en ligne qu'elle offre depuis déjà plusieurs années à la francophonie mondiale et à la population du Québec.

DU MÊME AUTEUR
EN VENTE CHEZ AMAZON

Le bonheur au Quotidien: Les 12 Clefs du Bonheur

Dictionnaire des émotions pour mieux les comprendre

Initiation à la numérologie: Une Science pas comme les autres

Mieux connaître les émotions pour s'en libérer

Ange Gardien - Signification des nombres 0 à 99 tomes 1

Sous quelle lune êtes-vous nés?

Initiation à la technique de l'EFT

Le Grimoire raconte...

Anges Gardiens: Signification des heures Miroirs, inversées, triples

Introduction énergétique: Les chakras

Coloriage Art Thérapie: Adopte-moi je suis sans toit !

Autres sites web :

https://www.dianeboyer.ca

https://www.diane-boyer.com

https://www.oznya.com

https://www.universellevision.com

https://www.ecrirepourseliberer.com

https://www.academiemieuxetre.com

https://www.artdivinatoire.ca

https://www.essencenaturel.com

https://www.votrebonheurauquotidien.com/